Ingrandimenti

Raffaele Morelli

GUARIRE SENZA MEDICINE

La vera cura è dentro di te

MONDADORI

Dello stesso autore
nella collezione Ingrandimenti

Ciascuno è perfetto
Non siamo nati per soffrire
Le piccole cose che cambiano la vita
Ama e non pensare
Il sesso è amore
Puoi fidarti di te
L'unica cosa che conta
Dimagrire senza dieta

con Luciano Falsiroli
La felicità è qui

Guarire senza medicine
di Raffaele Morelli
Collezione Ingrandimenti

ISBN 978-88-04-62394-6

I edizione novembre 2012

Indice

Guarire senza medicine

Introduzione

Guarire senza medicine

C'è qualcosa dentro di me che sa curarmi meglio di qualsiasi farmaco?

Se si risponde di sì a questa domanda, la prospettiva terapeutica cambia completamente. Si aprono porte e percorsi inimmaginabili... Se si risponde di no, se si ritiene che ogni problema fisico e psichico dipenda esclusivamente da un'alterazione chimica, da molecole impazzite, allora è inutile perdere tempo. In questo caso l'unica soluzione è il farmaco: assumiamo una montagna di medicinali, in gran parte per patologie che potremmo curare semplicemente modificando la dieta, usando rimedi naturali e dando spazio all'attività fisica. Parlo di diabete, ipertensione, obesità, disturbi articolari e così via. C'è un consumo di farmaci senza precedenti nella storia. Alcuni sono utili, la stragrande maggioranza no. Per quanto riguarda il disagio psichico, sono 12 milioni gli italiani che usano abitualmente gli psicofarmaci. Ne servirebbero forse meno di un decimo... Secondo una ricerca svolta presso l'Università La Sapienza di Roma, una persona su due va dal medico per un problema di origine psicosomatica.

Le malattie psicosomatiche, di cui parleremo più avanti, sono quelle per la cui insorgenza sono decisivi la componente emotiva e lo stress: per esempio, cefalea, ipertensione, colite spastica, asma bronchiale, eczemi e psoriasi. Queste malattie spesso vengono affrontate con un carico di psicofarmaci senza senso.

Soprattutto, il consumo esasperato di medicine ci ha portato a credere che in noi non esiste un "sapere innato" capace di curarci. Non ci fidiamo più di quelle risorse di autoguarigione che sono sempre state il perno della cura degli antichi. Loro si fidavano dell'uomo, noi confidiamo solo nei farmaci. Siamo in presenza di una "medicalizzazione" globale che si mostra sempre più dannosa. Anche la corsa alla diagnosi precoce alla fine porta soltanto, nella maggior parte dei casi, a discutibili interventi chirurgici o farmacologici. Il prevalere di questo modello, basato su un pressing diagnostico-terapeutico assai aggressivo, ha tolto spazio a qualsiasi altro approccio ai disagi fisici e psichici.

Nel corso di questo processo di "modernizzazione", ovviamente, è molto cambiato anche il ruolo del medico: non esiste più il professionista capace di osservare con sguardo "largo" il contesto individuale, familiare e ambientale in cui origina la malattia, dove è determinante cogliere le sfumature soggettive, per comprendere cosa sta accadendo e scegliere di conseguenza il percorso terapeutico. Il medico è divenuto un "tecnico" della salute, sempre meno interessato e coinvolto nel rapporto col paziente, sempre più depositario di una visione oggettiva e "computerizzata" della malattia. Il protocollo ha da tempo messo in ombra le caratteristiche soggettive e uniche del mondo dell'ammalato. Gli effetti collaterali non costituiscono un freno a questa tendenza. A questo proposito gli Stati Uniti hanno un triste primato: un recente studio pubblicato dal CDC's National Center for Health Statistics ha sottolineato come i decessi da abuso di farmaci (in particolare di antidolorifici) siano tristemente al primo posto nella scala della mortalità, superando persino quelli causati dagli incidenti stradali. L'impennata si è avuta a partire dal 2008, quando più di 41.000 americani morirono per "avvelenamento" da farmaci, contro i 38.000 che invece persero la vita sulle strade.

Ormai la medicina si è ridotta a prescrizione di molecole chimiche, e i loro effetti collaterali sono considerati come un male necessario, invece che il "frutto avvelenato" di questa forzatura moderna. E dunque, c'è qualcosa dentro di noi che sa curarci meglio di qualsiasi farmaco? Purtroppo, a questa domanda, la stragrande maggioranza di noi, medici compresi, ha risposto di no.

Psicofarmaci per tutti...

Se entriamo poi nel merito del disagio psichico, ci sono altri aspetti delicati su cui riflettere: mi riferisco in particolare a un'operazione che tutti gli addetti ai lavori conoscono, ovvero la revisione attualmente in atto del DSM (*Diagnostic and Statistical Manual of Mental Disorders*, il notissimo manuale diagnostico e statistico dei disturbi mentali statunitense). Questo aggiornamento, curato dai massimi esperti in materia, sta infatti mostrando molti limiti e alcuni risvolti addirittura perversi.[1]

A partire dalla prima edizione del DSM nel 1952, si è arrivati attualmente a codificare ben 370 diversi disturbi mentali, puntando a inserirne sempre di nuovi. Nell'edizione attualmente in preparazione si sta per esempio cercando di classificare come "disturbo mentale" degli atteggiamenti riferibili al carattere (alcune difficoltà emotive, per esempio, come il semplice atteggiamento capriccioso dei bambini, l'angoscia tipica dell'età dell'adolescenza, gli eccessi alimentari...) e al comportamento (come una condotta insubordinata e ostile all'autorità). Queste estremizzazioni puntano a rendere "patologici" modi di essere sani e sono ispirate in maniera evidente dall'interesse ad aumentare indiscriminatamente la prescrizione di psicofarmaci.

Il gruppo di esperti dell'APA (American Psychiatric Association) ha proposto di aggiungere, nella prossima edizione del *Manuale*, un nuovo disturbo denominato "rischio

[1] Ne hanno parlato recentemente Ivano Spano (professore associato del dipartimento di Sociologia all'Università degli Studi di Padova) e Luigi Pavan (professore emerito di Psichiatria, già direttore della Clinica psichiatrica di Padova) in occasione del convegno "*Eudaimon*. L'epoca delle passioni tristi", svoltosi a Padova il 22 giugno 2012. Dagli Atti del convegno, in via di pubblicazione, sono tratte le due citazioni seguenti.

sindrome" riferito a persone che possono essere considerate a rischio di sviluppare nel tempo un disturbo mentale, anche se non presente, venendo considerate affette da "psicosi da rischio di sindrome". L'obiettivo, con la prossima revisione del manuale, è quello di diagnosticare i disturbi quanto più rapidamente possibile (prevenire), perfino prima che il disturbo si sia verificato. Questa nuova categoria diagnostica potrebbe includere, per esempio, adolescenti che manifestano "timore eccessivo, delusioni e comportamento o linguaggio disordinato".

Spingendo in questa direzione, la psichiatria finisce per vanificare i risultati ottenuti sino a oggi e utilizzando in questo modo gli psicofarmaci rischia di tradurre uno strumento utile in un'arma dannosa per il paziente e vantaggiosa solo per l'industria farmaceutica.

Allen Frances, professore di Psichiatria e presidente del dipartimento di Psichiatria e Scienze del comportamento alla Duke University (USA) che, peraltro, ha presieduto il gruppo di esperti che ha redatto l'attuale versione del *Manuale* (1994), sta denunciando una divulgazione incontrollata di false epidemie sul disturbo mentale. Afferma a tal proposito che "questa medicalizzazione all'ingrosso di problemi mentali potrebbe portare all'erroneo etichettamento di disturbo mentale per decine di milioni di passanti innocenti: è una questione sociale che trascende la medicina". Allen Frances, per sua stessa ammissione, sostiene di non voler vedere ripetersi gli stessi errori provocati dal DSM IV, rispetto, per esempio, al disturbo da deficit di attenzione (ADHD), all'autismo e al disturbo bipolare nell'infanzia che hanno costretto milioni di bambini, anche di due anni, a essere bombardati con antipsicotici e antidepressivi (Ritalin, Adderal, Prozac...).

All'abuso di psicofarmaci va poi aggiunto l'uso indiscriminato di pillole di ogni genere: per combattere la fame, l'impotenza, i dolori, il raffreddore... Non dobbiamo dimenticare i morti causati dal Lipobay, un farmaco per abbassare il colesterolo, o dal Prepulsid, un medicinale contro i disturbi gastroenterici, sospeso dal commercio in Gran Bretagna e ritirato dal mercato USA.[2] Sul banco degli imputati sono finiti inoltre tutti i medicinali contro la tosse e il raffreddore contenenti fenilpropanolamina, accusati di provocare l'ictus...

Insomma la cosiddetta filosofia dell'instant satisfaction, di importazione americana, è anche assai pericolosa per la salute. I farmaci sono diventati un'ambigua "soluzione di pronto effetto" contro mali veri o presunti (negli USA questo consumo sfrenato di medicine è addirittura pari a quello di Coca-Cola...). Sei depresso? Pillola. Sei obeso? Pillola. Non ti ricordi il nome di un compagno di scuola? Pillola. Hai male da qualche parte? Perché soffrire, prendi subito una pastiglia...

Il consumo di farmaci si è spinto troppo oltre. Abbiamo smesso di credere nelle potenzialità risanatrici della natura, non facciamo più uso di quella qualità spontanea che tutti noi possediamo: la capacità di guarire da soli. L'attuale interventismo medico ha seppellito sotto una "cascata" di pillole le energie autoterapeutiche dell'uomo, cui ormai crediamo molto poco e che utilizziamo sempre meno.

Ritrovare l'originalità che ci appartiene

Mi ha sempre colpito il "mistero" che avvolge la guarigione, come se la nostra vitalità avesse una sua intelligenza, capace di arrivare al risultato attraverso percorsi sotterranei.

Negli anni ogni medico di buon senso impara che non è lui il protagonista del successo terapeutico: semmai è un semplice attivatore di forze nascoste dove abita quel "principio originale che sonnecchia in ogni essere umano".[3]

In questa chiave non stiamo meglio perché abbiamo assunto il farmaco adatto, quanto piuttosto perché la nostra "vitalità intelligente" ha risvegliato quella forza rigeneratrice che risolve la malattia.

Ma che cosa è questo segreto, capace di metterci direttamente a contatto con il centro del nostro essere e di far scat-

2 In Italia è in commercio. Cfr. www.repubblica.it, 6 settembre 2001, *Farmaci mortali: inchiesta sul Prepulsid.*

3 René Adolphe Schwaller de Lubicz, *Esoterismo e simbolo*, Tre Editori, Roma 1997.

tare la volontà che guarisce? C'è davvero qualcosa dentro di noi che sa come curarci?

Nell'ipotalamo, la parte del cervello in cui gli "stati mentali" si trasformano in sostanze chimiche, ogni nostra convinzione, ogni credenza, è capace di generare malattie o guarigioni. Quindi sì, c'è qualcosa dentro di noi che sa curarci e guarirci. Semmai la domanda giusta è: come attivare questo "centro terapeutico", questo "dottore" che ci abita?

Quando ci ammaliamo ci sono delle cose da fare e, soprattutto, degli atteggiamenti mentali da riscoprire. Per esempio, la "mente vuota", di cui parleremo nei prossimi capitoli, è molto più utile dell'ostinazione a continuare la nostra "scalata" verso le "vette" cui aspiriamo.

La chiave di volta per tornare a stare bene senza bisogno di farmaci è proprio questa: recuperare un nostro stile naturale, spontaneo, ritrovando l'originalità che ci appartiene ma che spesso perdiamo di vista. L'eccesso di medicine ci ha espropriato di un diritto che dovrebbe essere inalienabile, quello di essere protagonisti della nostra salute. Ci siamo convinti che non si possa vivere senza farmaci, e questo assunto è all'origine dei fenomeni, che ho appena descritto, di ipermedicalizzazione e abuso di medicinali. A ogni paziente che viene da me, la prima cosa che insegno è l'ascolto: prestare attenzione al disagio, percepirlo, prenderne piena consapevolezza, è questo il farmaco più potente dell'anima.

In ognuno di noi è presente la possibilità di guarire, da intendersi come la capacità di quel "principio intelligente" che ci anima di farci ritrovare la nostra strada. Se da un lato, ammalandoci, esprimiamo un disagio che va ben oltre la lesione biologica, allo stesso modo la guarigione richiede cambiamento, trasformazione, rinnovamento, la creazione di un nuovo equilibrio di tutta la nostra individualità. In questo senso, dovremmo parlare sempre di "auto-guarigione", perché siamo noi stessi a consentire al nostro principio vitale, con i tempi e le modalità che ci sono congeniali, di trovare la soluzione più consona.

Voglio dire che il medico, al massimo, può prendersi cura di un paziente, ma che a guarirlo ci pensa ciò che ispira la nostra vita sin dal momento del concepimento... Sì, il medico cura, la natura guarisce... Quando parliamo di un processo spontaneo di autoguarigione mi torna alla mente l'espressione "nasamecu" (acronimo del detto ippocratico Natura sanat, medicus curat), che diede il titolo a un libro di Georg Groddeck, medico e psicoanalista, padre della psicosomatica moderna, che all'inizio del Novecento descrisse in maniera mirabile la capacità del corpo umano di ripararsi da sé. Scrive Groddeck:

> Occorre che l'uomo abbia fiducia in se stesso, occorre che egli confidi sulla forza della natura umana. In essa si trovano nascosti molti farmaci e medicine...[4]

È un dato di fatto che l'uomo abbia in sé questa capacità e lo testimoniano, tra l'altro, le guarigioni inspiegabili di cui la stessa storia della medicina è piena: il problema è quindi di sapere come riuscire ad attivarla. Groddeck riteneva che per sconfiggere le malattie fosse sufficiente sciogliere i grovigli della nostra mente razionale... Sì, la mente che pensa, ragiona, progetta, idealizza, va ridimensionata, per consentire all'energia vitale che ci abita di emergere e di guarirci.

Così i concetti di salute e malattia rivelano anche chiavi di lettura diverse da quelle consuete: la perdita della salute è assimilabile allo smarrimento della nostra "rotta" esistenziale, quella della guarigione ruota attorno al nostro principio vitale e alla possibilità che si esprima liberamente. Il segreto dell'autoguarigione è tutto qui... aiutato a volte dalle parole che, come "enzimi", attivano questo processo.

Le parole curano più dei farmaci

Il presupposto della psicoterapia utilizzata per curare i disturbi organici è che le parole sono in grado di "toccare" il corpo e di modificarlo. Allo stesso modo con cui un seme cade nella terra e dà vita a una pianta, così la comunicazione

[4] Georg Groddeck, *La natura guarisce, il medico cura: la scoperta della psicosomatica*, Celuc Libri, Milano 1986, p. 188.

verbale è in grado di trasformare la materia di cui siamo fatti. In certe condizioni il suono delle parole è della stessa "sostanza", ha la stessa "chimica" del corpo, delle immagini, dei sogni, delle emozioni. E allora le parole del medico e dello psicoterapeuta diventano capaci di curare più e meglio di un farmaco.

Secondo Pavel Florenskij, il grande mistico russo, la parola ha lo stesso potere fecondante della cellula seminale: come la fecondazione genera un nuovo individuo, allo stesso modo la parola "seminata" nel cervello dà origine a nuovi modi di vivere e di pensare. Il filosofo russo scrive che si può "vedere nella parola un organismo che si scioglie, che si stacca dagli organi vocali, che viene partorito e che nasce nel grembo della voce".[5]

Florenskij aveva intuito che il cranio ha una forte similitudine con gli organi genitali e che la lingua, come il fallo o il clitoride, secerne molecole, energeticamente potenti come e più delle secrezioni spermatiche o vaginali. L'orecchio quindi – che potremmo immaginare come vagina del cranio – è "fecondato" dalla parola, la accoglie e la consegna al cervello, l'utero in cui ogni giorno veniamo rigenerati...

Le parole dunque ci cambiano e ci curano più e meglio delle pillole. E senza controindicazioni.

Si tratta certamente, come accennavo in precedenza, delle parole che il terapeuta rivolge ai suoi pazienti; ma sono altrettanto efficaci le parole che possiamo mormorare tra noi e noi, in segreto: la nostra essenza è oltremodo sensibile ai suoni che emettiamo, alle parole che diciamo a noi stessi.

Mi ha fatto piacere sapere che un famoso ortopedico, che aveva in cura un caro amico affetto da un dolorosissimo mal di schiena cronico, dopo aver fatto tutti gli esami necessari lo ha invitato a sospendere gli antidolorifici e gli ha consigliato di "parlare alla sua schiena".

Questo mio amico, medico egli stesso, mi aveva raccontato di quel fastidioso disturbo che lo colpiva per quasi tut-

[5] Pavel Aleksandrovič Florenskij, *Il valore magico della parola*, Medusa, Milano 2003, p. 60.

ta la giornata. Provava sollievo solo quando faceva attività sportiva. Il mio consiglio, visto che il dolore non passava – anche se le radiografie non segnalavano niente che giustificasse un dolore così intenso e continuo – era stato quello di posare lo sguardo sul dolore, di inondarlo della propria presenza interiore.

È una cosa che faccio spesso con me stesso: anch'io sono uno sportivo, e perciò soffro frequentemente di dolori muscolari e articolari. Ma quando capita, mi guardo bene dal prendere medicine: mi curo semplicemente con la consapevolezza. E quando sto bene vado a ricercare il dolore, senza resistergli, cedendo e poi percependolo bene, contemplandolo con la mente vuota di pensieri. Questa tecnica ha dato grandi benefici a me e ai terapeuti che l'hanno applicata sui propri pazienti.

A volte, consiglio anche di socchiudere gli occhi, di percepire bene le zone dolenti e poi abbandonarsi, fino a sentire il dolore che si allarga, avanza... e infine cedere... A questo punto è utile emettere un suono, un vocalizzo, quello che ci viene più naturale e, mentre lo si emette, avvertirne la vibrazione sulla parte dolente. Mi ha sempre colpito lo "stato di estraneità" che si viene a creare: ma proprio quanto più siamo estranei a noi stessi, tanto più il cervello secerne le sostanze che ci curano. Parlare al proprio corpo sofferente significa essere lì, concentrati sul dolore, e solo su quello. Senza pensieri, lamenti, senza ragionamenti sulle cose giuste o sbagliate che abbiamo fatto nella vita, senza spiegazioni.

Lo stato di estraneità, di resa al dolore, va visto come uno stato energetico terapeutico, mentre il lamento come un'energia "pesante", che cronicizza, fissa la patologia.

Il pensiero blocca l'energia creativa, terapeutica, del cervello e fa da tappo, impedendo di liberare il flusso di energia. Parlare al disturbo, come ha sottolineato l'ortopedico, significa chiedere dolcemente al proprio corpo: "Che cosa vuoi da me, dove vuoi portarmi, che cosa non sto realizzando per me stesso, che cosa devo esprimere?".

È fondamentale non stare a pensarci su, non mettersi a

ragionare sulla risposta. Lo stato terapeutico scaturisce da quell'atmosfera che si crea quando noi parliamo a noi stessi senza il filtro della "razionalità", realizzando un senso di intimità senza pensieri, la percezione di un senso nascosto al mio interno, un contare solo su di me, sulla mia cedevolezza, sull'assenza di sforzo, di fatica.

Parlare a me stesso significa percepire la sensazione di avere cura di me, osservare quello che accade e sapere che il mio sguardo emette sostanze terapeutiche, come le mie parole. Le parole dette in questo stato di estraneità, inondate di consapevolezza, di presenza interiore, hanno l'effetto di un mantra, di una preghiera.

Apparentemente le preghiere sono rivolte a un'entità lontana da noi, inavvicinabile. Ma questo è vero solo per l'Io, per la mente che pensa. In realtà le parole che diciamo a noi stessi si rivolgono al nostro spazio interiore, lo irradiano, lo fecondano: possono stimolarlo a produrre le sostanze, le vibrazioni, i suoni dell'autoguarigione, oppure possono cristallizzarsi e dare origine alle malattie, rendendo la vita insopportabile.

Gli antichi parlavano a se stessi, e quindi pregavano, per stimolare le energie ancestrali (gli dèi), per richiamarli a intervenire per creare un campo energetico in cui la terapia consiste interamente nella coscienza, nello sguardo e nella parola. Tutti i nostri organi, sin dalla vita embrionaria, si sono formati e si formano a nostra insaputa. Evidentemente esiste nel nostro profondo un'energia creativa, una forza risanatrice, che la consapevolezza esalta e i pensieri frenano.

Personalmente ho constatato più volte come un miglioramento significativo del disagio psichico sia accompagnato da un modo diverso di parlare... Ogni disturbo è un linguaggio, racconta di energie sconosciute, di terre che il nostro Io non sta esplorando, di modi di essere che abbiamo dimenticato. Dobbiamo fare attenzione alle parole che diciamo agli altri e a noi stessi: come il seme – gli antichi lo sapevano – la parola crea. Con la voce possiamo benedirci o maledirci, risanarci o annientarci...

Devo avere la voglia tenera di parlare con me stesso in

quello stato di estraneità in cui l'Io si assenta, e in cui gli dèi, le forze misteriose che ci abitano, le energie più preziose, sono benevoli.

Ma cosa serve affinché questa magia dell'autoguarigione si inneschi? Che linguaggio usare in modo da toccare le corde giuste perché il corpo si risani? Se si risponde di sì alla domanda posta all'inizio, allora occorre chiedersi: c'è qualcosa che possiamo fare per attivare le forze rigeneratrici?

Di questo parleremo nei capitoli successivi.

Prima parte

Le leggi dell'anima

1
Curarsi con le leggi dell'anima

"Chiuda gli occhi, immagini che la paura assuma dentro di lei il volto di una donna antica..." Con queste parole invito i miei pazienti a diventare esseri cosmici. Trasformare l'ansia in un'immagine è un'alchimia: è ragionare con i codici dell'anima.

Il panico non è un nemico da sconfiggere, ma la manifestazione di un'energia primordiale, soffocata da un atteggiamento verso il mondo che non corrisponde all'essenza di chi lo vive.

Guardarsi non significa volersi bene, piacersi, stimarsi.

Guardarsi è semplicemente percepire cosa accade adesso nel nostro mondo interiore, lasciar emergere sentimenti, emozioni, stati d'animo. Bisogna accoglierli e lasciarli lì dove sono e così come sono. È necessario percepire la loro presenza e cedere, senza resistere. Perché ogni volta che guardo, che percepisco l'interno senza esprimere alcun giudizio, sono nella casa dell'anima. Che non vive nel tempo, che non sa cosa farsene dei nostri ricordi, della rievocazione del passato. Siamo ciò che siamo perché una trama invisibile sta tessendo l'essere che sono e che non conosco. Il lato più prezioso di me è nascosto e segreto. Questo libro è dedicato a chi vuole che questo segreto rimanga tale. Non c'è niente di peggio che spiegare ciò che sono adesso attraverso ciò che sono stato.

"Non so chi sono, non so dove devo andare, non so cosa

è meglio per me, non c'è niente da decidere, nessun progetto da realizzare." Queste sono le parole che l'anima adora. Non c'è un passato che mi ha creato, non c'è una storia di cui mi devo rendere conto. Il tempo non esiste per l'anima che, come i sogni, vive di immagini senza tempo.

Se per il mondo interno il tempo non conta, neanche un secondo ci separa dal primo giorno della creazione e quindi il principio cosmico che abita in ciascuno di noi è sempre identico. Fuori dal tempo, nel buio, nel vuoto, nel nulla, qualcosa crea l'essere che sono. Solo se ragioniamo come l'illimitato che ci abita possiamo riuscire a vivere una vita piena, che si realizza secondo la natura di ciascuno di noi. Se per l'anima il tempo non esiste, le sue funzioni sono eterne. Dobbiamo ragionare secondo gli "eterni" che la abitano.

"Guarire senza medicine", allora, significa prima di tutto e più di tutto comprendere che siamo abitati da un principio cosmico che ha la sua dimora nelle zone più antiche del cervello e da lì irradia la sua forza smisurata, il suo immenso potere di guarigione. Qualcosa dentro di noi sa curarci... meglio di qualsiasi farmaco.

Ogni disagio è ricco di risorse da sfruttare

Nell'ipotalamo gli stati energetici (emozioni, sentimenti, paure, disagi) si trasformano in ormoni, sostanze che modificano l'organismo. Il mio modo di vedere il mondo e di starci dentro, le mie idee e le mie relazioni possono diventare il perno della salute o l'inizio di una malattia. Più di tutto è importante il nostro modo di stare con noi stessi. C'è qualcosa che posso fare quando sto male? Ci sono leggi del mondo interno dell'anima capaci di curarmi e di guarirmi? Tanti anni di lavoro mi hanno insegnato che cambiando il modo di stare con se stessi si possono ottenere risultati prodigiosi.

E allora, niente medicine? No, ci sono patologie per cui i farmaci sono decisivi, come l'infarto, il cancro e le malattie genetiche. Ma ci sono tante patologie psicosomatiche, tanti disagi psichici dove sono irrinunciabili le leggi dell'anima. Le passeremo in rassegna.

Un disagio può diventare l'inizio di una vita piena, felice, serena, che ci conduce verso la realizzazione dell'essere unico che ciascuno di noi rappresenta. Oppure può aprire la porta all'inferno, condannandoci a una vita tormentata, lamentosa, infelice, in continua lotta con noi stessi.

Dunque il principio decisivo della cura risiede nell'anima: la cosa fondamentale è la capacità di "arrendersi" al disagio. Come dicono i taoisti e come ha ben chiaro il pensiero zen, il saggio va alla meta senza alcuna intenzione. Arrendersi ai disagi significa non cercare di cambiare le cose, ma disporsi ad accogliere le energie sconosciute come l'ansia, la tristezza, la rabbia, la gelosia, che vengono dall'invisibile. Soltanto se rinunciamo ad allontanarli da noi gli dèi si mettono sullo sfondo e non ci danneggiano.

"Perché mi ha lasciato?" No, niente domande! Io voglio percepire il dolore. E basta. Devo diventare straniero a me stesso, perché so che i poteri terapeutici che possiedo appartengono al mio lato sconosciuto, invisibile, che è la radice dell'anima. Ognuno di noi esiste adesso, solo adesso. L'adesso è il riflesso del presente, vale a dire il modo con cui l'eternità si affaccia e cerca di farsi conoscere. Stare nel presente significa immergersi nell'unica energia esistente, rimanere nel luogo dove ci sono tutte le soluzioni. Non sono obbligato a risolvere i problemi, devo solo riuscire a restare presente per qualche istante. E basta! È così che si attiva l'Immagine innata di ciascuno di noi; è lei, e lei soltanto, che può davvero risolvere i miei disagi.

C'è un'Immagine che guida la mia vita? C'è un sapere innato che costruisce l'essere che sono? C'era il mio volto quando ero un grumo di cellule nell'utero? Sì, c'era. Non si vedeva, ma c'era. C'è un'immagine di me che vive al di là del tempo, sconosciuta, cosmica, essenziale. Capire che non va disturbata tormentandosi è fondamentale. Per curare i disagi, è decisivo comprendere che quest'Immagine, questa forza innata che sta costruendo la mia vita, i miei organi, il mio volto adora il vuoto, il Nulla, l'assenza di ragionamenti e di pensieri.

Comprendere come funziona il principio cosmico, di cui

siamo il riflesso, è fondamentale per fare quello che serve a risolvere i disagi. Sbagliare significa cronicizzarli.

Non dobbiamo far altro che "ragionare" come l'anima. Le sue leggi sono in grado di provvedere alla nostra vita, alla nostra realizzazione più autentica.

Per stare bene, per conoscere la felicità, la salute del nostro mondo interiore, occorre usare le chiavi dell'anima. Senza di loro siamo perduti.

L'importante è non voler mai spiegare l'anima

C'è un'idea deleteria che ha percorso la psicoterapia fin dall'inizio: quella di spiegare noi stessi in base a quanto ci è accaduto nella vita. Crediamo di essere il risultato di una storia, di parole che ci sono state dette, dell'amore o del rifiuto che i nostri genitori hanno manifestato nei nostri confronti. Così da questa convinzione ereditata dalla psicologia si è formata una chiave di lettura univoca della sfera emotiva e, quindi, un vero e proprio conformismo delle emozioni.

Un giorno ho chiesto a una mia allieva: "Come stai?". Siccome non rispondeva, ho aggiunto: "Tutto bene?". Mi ha risposto: "Bene è una parola grossa". Le ho fatto notare che è una frase ricorrente, che tutti ripetono quando parlano di sé.

Forse a noi, figli della cultura psicoanalitico-romantica, piace farci vedere sempre un po' sofferenti, un po' a disagio.

La felicità è vissuta dagli intellettuali come un sentimento che appartiene alle persone semplici, come i contadini, o a chi si accontenta di una vita naturale, senza la complessità cerebrale dei pensatori. Ma essere cerebrali, perdere la spontaneità e la naturalezza è il peggior peccato di cui possiamo macchiarci. La vera conquista è la semplicità, come ricordava Jung in età avanzata, al culmine della sua saggezza.

Alla mia allieva ho detto che chi ritiene che "star bene" sia "una parola grossa", farebbe bene a cambiare mestiere. Uno "psicoterapeuta cerebrale", che indossa la maschera della sofferenza per essere più interessante, è troppo concentrato su di sé, sul proprio Io, sui rami secchi della sua anima, per riuscire ad andare da qualche parte... e soprattutto per portare fuori dal guado dei loro problemi (cioè delle loro convinzioni) i pazienti che cura.

Sia nelle terapie di gruppo sia in quelle individuali ho osservato che i pazienti iniziano sempre convinti di sapere qual è la "causa scatenante" del loro problema.

Le "cause" riguardano sempre esclusivamente il passato e quindi la "storia" dei pazienti. Quasi tutti rimangono sorpresi quando mostro disinteresse per il loro racconto. In genere faccio una specie di patto con chi viene da me, che si potrebbe riassumere con queste parole: "Io e lei non dobbiamo cercare la spiegazione di ciò che lei è in base a quanto le è accaduto".

All'inizio non è semplice comprendere che tu non sei quello che ti è accaduto, anzi all'inizio la frase standard è: "E per forza che soffro tanto! E già... con tutto quello che mi è successo!...".

Sono convinto che abbia assolutamente ragione l'ultimo grande uomo della psiche in Occidente, James Hillman, quando sostiene che c'è un'Immagine innata in ognuno di noi (il *daimon*) che conduce la nostra vita, che si è scelta persino i genitori e che non sa che farsene dei traumi infantili, se non perché le servono a realizzare meglio il destino che le appartiene.

Le vicende della vita non sarebbero altro, in questa chiave, che i mattoni che servono al nostro Architetto per costruire la sua casa, come le sostanze che sono utili al ragno per fare il suo capolavoro, la ragnatela. Nel cervello della lumaca, dell'ape, delle termiti (un cervello arcaico, agli albori dell'evoluzione) è presente una geometria che deve essere realizzata a ogni costo. La cattedrale che la lumaca costruisce sul proprio corpo, nella quale nascondersi, occultarsi, scomparire, è la perfetta prova generale dei nostri templi... La lumaca non bada ai traumi che ha subito: il lavoro della sua unicità è costruire la propria casa, che già presenta le prime tracce di ciò che si evolverà in chiesa, moschea, sinagoga.

Il tuo talento dove ti porta?

Quando un paziente viene da me e mi racconta il suo problema, io mi faccio solo questa domanda. Sì, solo una domanda: "Quanto si sta allontanando dalla sua vocazione, dalle capacità della sua Immagine innata, della sua unicità?". Se un ragno smette di fare la ragnatela, muore!

Non stai male perché non ti hanno amato, o perché il tuo lavoro non è andato bene, o perché tuo padre era un orco, o perché tua mamma non ti ha mai capito... No, stai male semplicemente perché non ti basi su ciò che ti caratterizza, sulla tua diversità. Essere diversi significa che nessuno può avere il problema di un altro, mentre tutti, proprio tutti, come nelle trasmissioni più di moda, amano piangere per gli stessi motivi. Un abbandono, una violenza infantile, un fallimento, le liti familiari prendono il sopravvento nel nostro mondo interno e impediscono di vedere che noi siamo "altro", ben altro rispetto alla storia in cui ci siamo barcamenati. E anche dai pensieri, dai ragionamenti, dal nesso di casualità.

Mentre analizzo il mio Io, dimentico che il cervello arcaico continua incessantemente a produrre, costruire, generare, realizzare l'essere che sono. Proprio come fanno la lumaca e il ragno, quando costruiscono dal nulla la chiocciola e la ragnatela.

Di questo mi interesso... Se qualcosa di profondo crea il mio volto, vi sono tendenze, attitudini, vocazioni che appartengono a me e solo a me. Se non le realizzo, mi ammalo...

Le grandi "epidemie" di disagio psicologico di questi ultimi anni (ansia, panico, depressione, insonnia, malattie psicosomatiche) sono figlie di un conformismo mentale che ci vuole tutti uguali e del quale fa parte anche l'idea che "star bene è una parola grossa", che saremo veramente *à la page* se avremo fatto un po' di ore di psicoterapia e potremo riconoscere, individuare, spiegare ciò che siamo in base a quanto ci hanno fatto nell'infanzia. Poiché il passato non è modificabile, mentre le convinzioni si fissano nelle aree cerebrali e diventano croniche, fissazioni che incasellano la nostra esistenza, possiamo conoscere la gioia di vivere e realizzare la nostra vita solo se ci affidiamo alle aree creative del cervello, vale a dire solo se facciamo le cose che ci vengono spontaneamente, che ognuno di noi ha in sé.

Fare quello per cui si è portati, anche solo qualche minuto al giorno, libera le sostanze che combattono il dolore, l'ansia, la depressione. Meglio di qualsiasi psicofarmaco...

I bambini, quando giocano silenziosi per ore e ore, fanno la prova del loro futuro lavoro, della vocazione che li porterà a essere individui realizzati. Siamo realizzati solo se facciamo ciò che è scritto nella nostra Immagine innata. Questa è la cura ed è questo che faceva dire a Groddeck che il principio di ogni guarigione è fondamentalmente un principio di autoguarigione.

Che cosa sa fare questa persona? Che cosa ha dimenticato di sé, che cosa gli verrebbe davvero facile, spontaneo? Sta facendo la *sua* ragnatela?

Devi tessere la tua tela, altrimenti sei perduto

Per me nella vita conta ciò che si è senza averlo imparato a scuola, dai genitori, dalla società, dalla TV, dai preti. Come la lumaca quando fa la sua cattedrale. Il seme di ciascuno di noi, che crea ogni giorno l'essere che siamo, la sa più lunga di noi sul nostro futuro, sulla nostra esistenza, sul nostro destino. È una buona vita solo se fai quello per cui sei portato, se realizzi la vocazione dell'Immagine innata, iscritta nel cervello sin dall'origine intrauterina.

Così, se si intende la psicoterapia come il luogo dove cercare le "cause" di ciò che siamo, si finisce puntualmente per affannarsi intorno a un'illusione. Parlare dei problemi, spiegarli, capirli, serve solo ad aggravarli. E a nulla servono le lamentele, le autocritiche e i ragionamenti senza fine. La verità è che, quando un problema è risolto, ci piace raccontare la nostra "lotta", esponendo le difficoltà che abbiamo dovuto superare. Recitiamo il personaggio dell'eroe che ha affrontato e vinto la sofferenza, vogliamo poter dire: "Sapessi quanto è stata dura!".

Così facendo, evochiamo senza saperlo la fatica, il dolore, la sofferenza che si erano ormai allontanati; ogni volta che li ricordiamo, li "ri-chiamiamo" in campo e ne prepariamo il ritorno per la volta successiva, non appena si presenterà il prossimo problema. Non siamo quasi mai attenti, e men che meno presenti, alle parole che pronunciamo.

E preferisco non dire cosa penso della psicoterapia di coppia, in cui si cerca di "metter d'accordo" tramite ragionamenti la più spontanea delle "cose" umane: l'attrazione e il desiderio erotico. L'eros sceglie il partner e accende la relazione senza alcuna discussione, senza obiettivi, senza parole. Parlare del desiderio e allontanarlo è un tutt'uno...

Qual è il regno dell'anima? Quali sono le sue molecole? Come funzionano – come direbbe Hillman – i suoi codici? Se c'è in me la vita che pulsa, se il cosmo assume il mio volto, se c'è un'Immagine innata che mi rende unico, perché continuo, ostinatamente, a comportarmi come gli altri?

Perché tutti reagiscono allo stesso modo a un addio? Stanno realmente mostrando reazioni umane comuni a tutti e inevitabili? O hanno semplicemente acquisito un atteggiamento standard, perché hanno dimenticato la loro vocazione particolare, unica, individuale? Ho visto persone passare anni d'inferno dopo essere state abbandonate, eppure quasi tutte da tempo fantasticavano in segreto di chiudere la storia proprio con quel partner, che poi li ha lasciati. Il loro *daimon*, direbbe il mio amico Hillman, aveva bisogno dell'addio: gli unici a non saperlo erano loro.

I tormenti erano solo "lotte" del loro Io contro la propria autenticità: l'illusione di un rapporto che "salta" porta a congetture, ragionamenti, sensi di colpa, tentativi di riavvicinamento che non servono a nulla, e che anzi allontanano sempre di più dal proprio nucleo, dalla propria Immagine innata. Così quell'addio che serviva alla nostra evoluzione diventa un inferno...

Ce ne si accorge a distanza di anni, quando si rivede la persona per cui si impazziva: "Ma come ho fatto a stare con uno così?...". L'anima lo sapeva, il nostro Io lo ignorava.

Impara a "ragionare" come l'anima

Quante cose sa una persona che sta male? L'attenzione va spostata dalla sofferenza alle capacità innate che possono guarire. Il trauma non è la causa, ma l'occasione per far scendere in campo l'anima. Quindi il lavoro da fare non è risolvere i problemi, quali che siano, ma imparare a ragionare come l'anima. Questa è la cura! Percepire che sono "altro" dal problema, saper guardare, osservare i nostri stati d'animo, è fondamentale.

Realizziamo la nostra unicità solo se riempiamo il nostro mondo interno, la nostra consapevolezza, di immagini antiche. Un mio paziente che soffriva di psoriasi è guarito immaginando una donna di altri tempi che gli portava via dalla pelle il disagio.

Quanto silenzio trova posto dentro di te? Se ogni giorno c'è più spazio per il vuoto, la nostra unicità ha un percorso facilitato. Siamo esseri unici non perché pensiamo, al contrario, lo siamo quanto più ci affidiamo al Nulla, a mente sgombra. Non dobbiamo risolvere i problemi, ma affidarli al silenzio e al vuoto.

Realizziamo il nostro destino solo se non siamo unilaterali: far vivere dentro di sé contemporaneamente la fata e la strega è un compito sublime, per arrivare sempre di più vicini all'Immagine innata. Questo è il codice dell'anima, che produce i migliori risultati quando stiamo male.

Perdersi è sempre un segnale importante per evidenziare la discesa in campo dell'anima. Quando ci perdiamo, "qualcosa" sta rompendo con gli schemi abituali che condizionano il nostro Io e la nostra vita. L'anima ci fa un grande regalo, ogni volta che usciamo dalla strada tracciata e abituale.

Per star bene occorre dare spazio alle forze cosmiche che ci abitano, riconoscerle, percepirle. Hillman sostiene, come Jung, che al giorno d'oggi gli dèi sono diventati malattie. Sì, ma se torniamo a immaginarli, portiamo l'anima a "sedere" sui suoi archetipi. Qui si innescano progetti energetici che hanno il sapore della guarigione.

Essere silenziosi, cercare il Nulla, perdersi, accogliere

gli opposti sono alcuni dei codici, delle chiavi, che servono all'anima per portarci a ritrovare la salute.

Negli ultimi anni è stato coniato un termine che mi piace: resilienza. È un concetto della fisica, per cui un corpo sottoposto a stress di vario tipo, a traumi anche intensi, non solo resiste, ma torna alla sua forma iniziale.

Mi piace pensare alla "resilienza" come all'Immagine innata di ciascuno di noi, che rappresenta la sua identità più autentica. Per questo dopo una grave malattia ci sentiamo rinascere: dopo esserci sentiti deformati, stravolti, annichiliti dalla sofferenza, c'è qualcosa dentro di noi che ci riporta alle origini, a quello stato interiore che abitava la cellula fecondata che eravamo. Resilienza significa che la nostra Immagine innata è il perno dell'autoguarigione, delle forze risanatrici dell'anima.

La resilienza ci insegna che anche dopo una grave malattia possiamo veramente rinascere, possiamo tornare più forti di prima e soprattutto più noi stessi.

Non dobbiamo dimenticarci che il cervello produce incessantemente le risorse creative, riparatrici, rigeneratrici. È a loro che dobbiamo dirigere il nostro sguardo, non verso i disagi o i problemi.

Loro sono la cura: sono i codici dell'anima.

2
Fare sguardo

A volte inizio i gruppi di incontro che tengo ogni giovedì con queste precise parole: "Sei qui?". E ogni volta che ripeto questa frase batto forte le mani, per enfatizzare il momento. "Sei qui?" dico. "Se non sei qui non sei nell'anima. L'anima è sempre e solo qui, e mette in gioco le sue risorse solo se tu sei qui, altrimenti no, non lo fa e tu, senza di lei, non ce la puoi fare."

Per questo nelle sinagoghe c'è il suono della campanella, per questo nella tradizione buddhista zen arriva lo schiaffo del maestro! Bisogna ritornare alla presenza interiore, alla consapevolezza di questo preciso momento, senza la quale non esiste niente, assolutamente niente!

"Sei qui? Guarda che sta succedendo qualcosa di pazzesco... Sei qui? Stai guardando? Stai guardando davvero dentro di te? Perché se non guardi davvero, non ce la puoi fare!"

A me non importa il tono del mio umore, e ancor meno mi interessa migliorarlo; piuttosto, mi sforzo di percepirne la presenza: questo è "fare sguardo", stare nel mondo interno. Non si tratta di capire se sto bene o sto male, quanto di accorgermi che, *proprio adesso*, un'onda mi sta attraversando. La percepisco, in modo da individuarne il sapore... È un'onda di tristezza? Di rabbia? Di paura? Di ansia? Che cosa accade dentro di me? Proprio adesso? Lo sto percependo? Posso capire che sono sulla strada giusta se in me non c'è nulla che riguardi il passato: ieri, un'ora fa, un minuto fa... non c'è niente.

E se sto percependo il mio mondo interiore ho fatto qualcosa la cui grandezza, anche se non me ne rendo conto, è immensa!

Lo sguardo che cura

Avere lo sguardo "giusto", orientato su di sé, è determinante. I saggi hanno sempre detto che ci sono due tipi di sguardo: lo sguardo sull'oggetto – io che guardo un mio problema – e questo è lo sguardo che fa ammalare. Com'è lo sguardo sull'oggetto? "Mi ha lasciato e io non potrò più vivere!" Questo è lo sguardo sull'oggetto! "Il mio lavoro non mi piace e non riesco a cambiare!" Questo è lo sguardo sull'oggetto! "Soffro tanto quando vedo mia madre, ma non riesco a reagire!" Questo è lo sguardo sull'oggetto!

Qual è invece lo sguardo che cura? "Sento il dolore e non ho niente da dire." Dice Jung:

> È come se si stesse in cima alla montagna, al di sopra del temporale. Vediamo le nuvole nere, gonfie di pioggia e i fulmini, ma qualcosa dentro di noi è al di sopra della tempesta, che possiamo perciò osservare con distacco. In un certo senso ci siamo dentro, ma in un altro senso ne siamo fuori.[6]

Qui lo sguardo è slegato dall'oggetto: lo senti allargarsi dentro di te, così come sembra che si allarghino le pareti della stanza, sempre di più... Così facendo, tu diventi infinito, ti "infinisci". Questo è un buono sguardo, questo è un buon modo di guardare i disagi.

Quindi, da un lato c'è lo sguardo sull'oggetto, cioè lo sguardo sul finito, dall'altro lo sguardo che si perde, ovvero lo sguardo sull'infinito. La differenza è sostanziale: quanto più ti perdi, tanto più anche il problema perde importanza; meno ti perdi, più credi di avere già la soluzione, peggio stai.

Quindi, guardo e aspetto. Tutta la mistica dell'Oriente e dell'Occidente racconta che la trasformazione profonda di

[6] Cit. in Marie-Louise von Franz, *Alchimia*, Bollati Boringhieri, Torino 2004, p. 137.

un essere umano avviene attraverso la visione, e da qui ricaviamo il significato profondo della contemplazione: io guardo la mia tristezza o la mia ansia, come se osservassi un panorama.

I saggi insegnano a fare così, a custodire i disturbi, perché il disagio che irrompe con forza dentro di te, vuole trasmetterti un sapere e un sapore, e non va eliminato. Allora bisogna guardarsi dentro, e nient'altro.

Guardo... e aspetto.

Così risvegliamo le nostre radici arcaiche

Fare sguardo sul presente non è solo un esercizio per stare meglio, arrabbiarsi di meno o sentirsi meno tristi. È il miglior modo che abbiamo per attivare la nostra Immagine innata. L'anima vive agli antipodi dei pensieri. Quindi se ragioniamo su di noi, se cerchiamo di capire i nostri disagi, di controllarli, non faremo che rinforzarli. E va ancora peggio se cerchiamo di cambiare.

Il pensiero è la palude, che invischia, frena, lega. Le immagini invece sono il vento dell'anima, la sollevano e la portano a realizzare la sua capacità innata. Vuoi cambiare lavoro? Interrompere una relazione difficile? Uscire dal panico e dall'ansia? Chiudi gli occhi e sogna, sciogli la fantasia, libera l'immaginazione...

Così si attiva la forza risanatrice, provvidenziale, che è una delle virtù caratteristiche dell'anima. L'anima ha una strategia per ciascuno di noi... lasciamola fare.

Guardare, immaginare e stare nel presente sono i tre codici di chi vuole cercare il percorso della realizzazione di sé: questa si sviluppa dall'interno e non ha nulla a che vedere con l'idea di pilotarsi faticosamente dall'esterno. Dobbiamo farci condurre, senza sforzi di volontà.

Ragionare, pensare e progettare sono i tre veleni dell'anima.

Se c'è un'Immagine innata per ogni essere del cosmo, può una rosa sbagliare a "fare" il suo fiore? E perché dentro di te non dovrebbe esserci un'immagine che sa dove condurti e portarti? Senza intenzione, il saggio va alla meta...

Il vero problema è l'accecamento causato dal mondo esterno, i pensieri e le opinioni degli altri, che assorbiamo minuto dopo minuto e con cui ci identifichiamo. Così finiamo per credere di essere quello che non siamo, e facciamo sforzi assurdi per assomigliare ai modelli dominanti.

L'adesione a questi modelli esteriori, alle mode e all'apparenza ci fa male, anche se non ce ne accorgiamo. I disturbi vengono per chiamarci alla nostra vera natura. Sono voci delle onde del mare dell'anima. Ascoltarle è già la cura. Arrendersi è la terapia. Non ragionarci su ed essere presenti ai disagi è la guarigione. Allora, le cose si rimettono a posto da sole.

Metti in campo, tutti i giorni, un altro sguardo

Se dovessi riassumere in due parole quello che intendo, direi che è decisivo "modificare lo sguardo". Tutto qui? Sì, tutto qui. Non guardare le cause dell'ansia, ma percepirla, cederle, farsi annullare da lei... aspettare. Quanto più si cede e più la si accoglie nel presente, quando arriva, e tanto prima se ne va. Come scrive il rabbino Rami Shapiro:

> Non muoviamoci, non corriamo dietro al pensiero per analizzarlo o per mutarlo. Osserviamolo semplicemente e lasciamolo stare.[7]

Siamo noi stessi a partorire la maggior parte delle difficoltà che ci creano disagio nella vita, perché guardiamo le cose con uno sguardo superficiale, attento solo a preservare la nostra identità più scontata. Così i problemi si complicano. In realtà serve uno sguardo capace di cercare in ogni cosa l'infinito che vi è nascosto, un po' come faccio tutti i giorni nel mio lavoro.

Un giorno, durante una seduta, Antonio mi dice che sente la mancanza di Elisabetta, che l'ha lasciato per un altro. Si dispera, lotta, combatte per ritrovarla, le telefona, la insegue, la minaccia, la ricatta. "Non posso pensare alla mia

[7] Rami Shapiro, *Un silenzio straordinario: racconti chassidici*, Giuntina, Firenze 2005, p. 140.

vita senza di lei." Questo è il suo sguardo, rivolto solo sulle cose, sugli oggetti, sulle persone... uno sguardo che non trova mai soluzioni. Il problema di Antonio è riavere Elisabetta. Punto e basta. È venuto da me – credeva – per questo, solo per questo. Voleva trovare una strategia per riconquistarla, per convincerla. Ma io non ragiono come lui, il mio sguardo non si ferma alle opinioni comuni, a ciò che è banale. No, nel banale cerco l'immenso. Un giorno gli ho detto: "Oggi è venuta a trovarla la mancanza?". "Ma certo" mi ha risposto "non riesco a vivere senza Elisabetta." "Si sbaglia" ho replicato "perché nel suo animo è entrata la Mancanza con la M maiuscola, non la mancanza di qualcuno." Siccome non capiva, gli ho fatto chiudere gli occhi e gli ho chiesto di provare a immaginare una donna che rappresentasse la Mancanza. Si tratta di aprire le porte a un altro sguardo, quello che contempla l'infinito, l'immensità delle cose. Dentro di me non abita la mancanza di qualcuno, ma è la Mancanza, con la maiuscola, che è venuta a trovarmi. Forse vuol dirmi qualcosa.

Se mi soffermo su Elisabetta che se n'è andata, non ci sono soluzioni fino a che lei non torna. E poi non basta, perché la rivoglio come prima, quando mi piaceva tanto. Ma niente mai ritorna! Cosa non vedono i miei pazienti? L'infinito che c'è in ogni cosa. Non è lei che ti manca. Mai. C'è invece una donna "infinita", che vuole essere ascoltata e guardata. Scrive William Blake:

> Se le porte della percezione fossero purificate, ogni cosa apparirebbe all'uomo com'è, infinita, perché l'uomo si è rinchiuso fino a vedere le cose attraverso le strette fessure della sua caverna. L'uomo che non muta mai la sua opinione è come acqua stagnante e alleva rettili della mente.[8]

Ma cos'è quest'acqua stagnante? È la mentalità ristretta, infantile, o onnipotente, che rivuole le cose come prima, che vuole risolvere i problemi. Quello che capita se apri "l'occhio infinito" non è un problema, ma un regalo dell'anima. Sento la Mancanza e mi affido. Chiudo gli occhi e mi abbandono.

[8] Cit. in Marion Woodman, *Puoi volare, farfalla*, Red, Como 2004, p. 21.

Antonio ha cominciato a star bene quando, ogni volta che arrivava la Mancanza, si diceva: "Devo accoglierla; forse non è Elisabetta che mi manca, ma qualcosa di sconosciuto dentro di me che vuole avanzare, rivelarsi". Per questo finiscono gli amori! Ma noi ci ostiniamo a ridar vita a cose che non fanno più per noi.

Lo sguardo infinito lo sa!

La bambina non mi guarda

Giulia non sopporta che la sua piccola non la degni di uno sguardo, quando rientra dal lavoro. "Mi ignora e continua a giocare con la baby sitter." Per Giulia questo è un problema: "Mia figlia non mi ama, è delusa perché lavoro e non mi occupo di lei". L'abbiamo detto: i pensieri appartengono allo sguardo banale, che si nutre di luoghi comuni, che non risolvono i problemi, anzi li complicano. "Non ha pensato" ho detto a Giulia "che la piccola la adora a tal punto da sentirla parte integrante del suo essere, come se la mamma fosse la sua casa? Continuare a giocare non significa ignorarla, ma dirle 'continuo a giocare perché tanto tu sei una persona eterna dentro di me, ci sei sempre'." Sono bastate queste parole perché Giulia non mettesse più il broncio ogni volta che tornava a casa. La bambina, come per magia, ha cominciato a correrle incontro e a baciarla. Aveva colto un'altra atmosfera in Giulia. Forse era il suo malumore che la teneva lontana. È bastato che guardasse la figlia con altri occhi...

È cambiando mentalità che si superano i problemi, non cercando di risolverli. C'è un occhio che vede meglio di noi le cose, ed è a questo che bisogna affidarsi. Come ribadisce Blake, non bisogna ostinarsi, ma purificare la percezione, lo sguardo. E allora ogni problema non è più un "disturbo", ma l'affacciarsi di un modo infinito di vedere le cose. Così si rimettono a posto da sole, perché "l'acqua stagnante" dei nostri pensieri ha ripreso a scorrere.

Lo so che ci sono corsi per andare d'accordo con il partner, per sedurre di più, per passare davanti agli altri sul lavoro, per avere più amici, per sembrare più interessanti, per recuperare gli amanti perduti...

Mi scrive Elena:

Sono continuamente in conflitto tra le sue teorie e quelle della PNL.[9] *Ho letto molti dei suoi libri e molti di PNL. Lei dice che la cosa migliore è non fare nulla, la PNL dice di agire. Un momento faccio progetti e il momento dopo penso che in fondo non mi interessa molto. La mia paura è che se non faccio nulla, però, rischio di lasciarmi andare e mi sembra strano che sia questo che vuole il mio seme. Mi piacerebbe sapere cosa ne pensa lei della PNL.*

Cosa ne penso? È facile comprenderlo dalle cose che scrivo... E poi io non dico affatto di "non fare nulla": dico di "fare sguardo" e di percepire che cosa accade dentro di me. "Fare sguardo" è il farmaco. Che cosa avrei risposto a Elena? Osservi il dolore che prova, si lasci invadere, lo senta occupare tutto il suo spazio interno. E, cosa più importante, non attribuisca una qualche "causa" al suo disagio. Non si convinca di star male perché suo marito l'ha lasciata, ma si limiti a sentire il proprio dolore. Si lasci pervadere e percepisca la sofferenza nel suo corpo, senza dirsi nulla. La mia lunga esperienza di psicoterapeuta mi ha insegnato che, spesso, veniamo abbandonati perché non siamo stati capaci di liberarci della persona che abbiamo a fianco e che non ci fa evolvere, anzi ci tiene invischiati in una palude di abitudini e di aridità.

Sentite a questo proposito cosa mi ha scritto Francesca (40 anni):

Lui mi ha lasciato e tutto è saltato come un tappo!

È stata la fine del mio matrimonio che, più o meno, somigliava a quello di tanti altri: poco dialogo, vita incentrata su figli, lavoro, casa... All'inizio la cosa che mi faceva

[9] La PNL (programmazione neurolinguistica) è una tecnica psicologica che postula la possibilità di influire sul comportamento di un soggetto tramite la manipolazione di processi neurologici attuata attraverso l'uso del linguaggio.

più paura era affrontare il dolore, non lo volevo. Poi ho capito che la posta in gioco era ben più alta di ciò che credevo: non si trattava di recuperare un marito, rattoppare una situazione o soffrire il meno possibile. Il dolore era arrivato per farmi capire quello che le sento ripetere spesso: "Adesso tocca a te... Perché se sei come tutti gli altri allora non esisti. Il dolore vuole risvegliarti e farti ritrovare un percorso esistenziale che ti appartenga per davvero". Ho fatto mia questa frase, me la ripetevo ogni volta che soffrivo – "adesso tocca a te..." – e sa cosa è successo? Ho cominciato ad avvertire un'energia nuova, mi sentivo viva. Il dolore c'era, era forte, ma diverso da quello di tutti gli altri. È stato lui a farmi sentire, giorno dopo giorno, protagonista della mia vita e, nonostante la sofferenza a tratti ci sia ancora, sempre più spesso si affacciano momenti di grande serenità.

A Francesca non avevo dato alcun consiglio, l'avevo semplicemente invitata a osservare e percepire il suo dolore, senza mai pensare a che cosa lo aveva causato (nel suo caso, la separazione). Di più non c'è da fare. Oggi lavora, ha cambiato casa, è un'altra donna. Ora ascolta dove la porta il suo mondo interno: non sempre ci riesce, ma non le verrebbe mai in mente di recuperare suo marito con qualche tecnica di comportamento. Allora sì, che tornerebbe a essere una comparsa.

Niente teorie: osserva e basta!

Percepire e osservare senza commento significa estrarre dal "piombo" dei pensieri la forza creatrice della coscienza. Ha una coscienza, il seme? Sì, invisibile... Gli alchimisti dicevano che ogni seme ha una "vista infallibile", che è capace di fare una pianta intera. È un ragionamento immenso, caro a Krishnamurti, uno dei più grandi conoscitori dell'animo umano. Pensate cosa sa fare la coscienza-seme di un albero e quanto è più potente quella umana. Guardarsi dentro cura e cambia più di qualsiasi altra cosa al mondo. Il problema è che non lo fa quasi nessuno. Tutti amano ripetere litanie scontate e rimuginare gli abituali pensieri: "Come sono sfortunato", "Voglio che mi ami di nuovo", "Voglio una casa nuova" e così via.

Ma che me ne faccio di un amore riconquistato a colpi di schemi comportamentali! Mi ha lasciato? Io voglio sentire il dolore, perdermi nel dolore senza dirmi nulla. Senza progetti, senza futuro! Il dolore allora durerebbe poco, e dura poco se si smette di pensare di soffrire a causa dell'abbandono. Non è vero! L'abbandono e il dolore vengono perché tu partorisca il tuo lato nascosto. Come scrive Proust:

> Per una gran parte, la sofferenza è una sorta di bisogno dell'organismo di prendere coscienza di uno stato nuovo che lo inquieta, di rendere la sensibilità adeguata a quello stato.[10]

Solo questo ti può condurre alla felicità, non certo qualche artificio per catturare l'attenzione delle persone. Quando hai perso la spontaneità, hai perso tutto. E poi, dopo un po', che te ne fai di essere importante per qualcuno che hai ipnotizzato? Se stai con un ipnotizzato, significa che vuoi ipnotizzarti anche tu. Allora sì che non hai più chance.

La spontaneità, come diceva Jung, regala ogni giorno nuovi incontri, nuove sorprese, nuove magie. Insieme alla consapevolezza è il farmaco più naturale che esiste.

[10] Marcel Proust, *Massime e aforismi della "Recherche"*, a cura di Massimo Baldini, Newton, Roma 1994, p. 57.

3

Aver cura del lato antico

C'è qualcosa, una "materia misteriosa", direbbero gli alchimisti, che crea il mio essere, organi e cervello compresi. Anche la mia coscienza è creata incessantemente. Questa "materia misteriosa" è un'energia primordiale. Si manifesta solo attraverso le immagini della saggezza antica. In ognuno di noi abita un lato antico. Le tradizioni cercano di farlo rivivere a ogni festa...

Se muore il nostro "lato antico" siamo veramente perduti. La coscienza si sposta e si orienta solo sul mondo esterno. E comincia a naufragare. Il tuo lato antico, primordiale, l'essere che c'è sempre stato sin dalla fecondazione, dagli albori, è l'Immagine innata. Ma oggi le immagini sono perdute! A scuola, chi insegna ai bambini ad aver cura del loro "essere antico"? Oggi il mondo è tutto qui, nelle cose che accadono. Ogni cosa è solo un "oggetto", e l'interiorità dell'uomo è ormai popolata solo di oggetti, non più di immagini eterne.

"Cosa farò? Che cosa gli dirò?"... "Come mi ha trattato non va bene"... "Domani gliela faccio pagare"... "Il mio viso non mi piace"... "Possibile che ancora non sia sposata?"... "Devo liberarmi di mia suocera"... "Chissà che problemi ha mia figlia?"... "Perché non mi innamoro più?"... "Non possiamo litigare sempre"... "Perché non mi desidera più? Sono troppo vecchia?"... "Ancora tre anni e vado in pensione"... "L'anno prossimo lo lascio, quando avrò più soldi"... Dentro di noi ci diciamo più o meno sempre le stesse parole. Sono parole-progetti e, come tali, veleni per l'anima. Non portano a nulla, sono oggetti come altri, come un orologio, un soprammobile, un telefono. Non hanno nulla di magico e non ci possono sorprendere.

Come non ci sorprendono i fatti della vita: se non ci sono più avventure, è una faccenda scontata. Senza avventure rimangono solo i disturbi e le paure che ci assalgono. Mai come in quest'epoca gli uomini e le donne si sono sentiti chiusi, finiti, limitati, come oggetti sulla scrivania.

Il destino di ognuno è già scritto, e quasi sempre è uguale a quello degli altri: lavorare, sposarsi, fare figli, invecchiare, morire, tutt'al più intervallando qualche inutile vacanza alle Maldive.

C'è una vita nel Senza Tempo di cui non ci accorgiamo. Comprendere la logica del Senza Tempo che ci abita significa vivere la vita piena delle radici.

Farò molti esempi pratici. Ma adesso voglio partire dal lato antico.

Quasi tutte le persone che vengono da me credono di sapere qual è il problema della loro vita. Vorrebbero solo che io li aiutassi, dicendo le cose giuste, a risolverlo prima e meglio. Non sanno che il mio lavoro consiste nel lasciare le cose come stanno...

Il mondo interno ha altre regole, i codici dell'anima sono differenti e indifferenti al nostro modo di vedere il mondo. Pretendiamo di affrontare il mondo interno con i canoni del mondo esteriore, dell'apparenza: non c'è niente di più inutile, di più improponibile.

L'anima ama la percezione di ciò che avviene dentro di noi, non cerca la soluzione. I danni peggiori si causano quando ci si fa un'idea di quello che, secondo noi, è il problema e la catastrofe arriva proprio quando si cerca di risolverlo. Accogliere le cose come si affacciano dentro di noi e non dirsi niente: questa è la regola d'oro per conoscere se stessi, forse l'unica regola.

"Ho scoperto di provare un forte rifiuto per mio marito" mi dice Elena (40 anni). Poi aggiunge: "Bisogna che mi separi. Non posso stare con uno che non mi piace più, che forse ho sempre rifiutato. Il problema vero è che so che non mi piacerà mai più, che casino coi figli".

Bisogna fare una premessa. Quello che le persone portano in psicoterapia, come il problema della loro vita, non è mai il vero punto della questione. È quello che si sono messi in testa, non c'entra niente con loro, il loro destino, il loro futuro.

"Risolvere" il "problema" di Elena vorrebbe dire addentrarsi in un labirinto e, comunque, alla sua anima non interessa. Quello che ciascuno di noi chiama "il problema" è sempre figlio di un automatismo. Nel caso di Elena, provare un sentimento di rifiuto per il marito significa che prima o poi finirà per lasciarlo. È un ragionamento automatico, che chiunque farebbe. Ma se può farlo chiunque, non riguarda te.

Invito sempre i miei pazienti a essere svegli, a percepire cosa provano e non a sforzarsi di mandare via il disagio o, peggio, di risolvere il problema.

Non è compito del paziente, e neppure dello psicoterapeuta, cercare la soluzione. Non siamo un'agenzia matrimoniale e men che meno dei consiglieri. Noi purtroppo tendiamo a razionalizzare: crediamo che un lavoro sbagliato, un matrimonio che non funziona siano la causa della nostra infelicità. Ma l'anima è cosmica e segue tutt'altri criteri... non ci chiede di intervenire sul matrimonio né su altre cause presunte della nostra infelicità, ma solo di percepire la situazione creatasi... e di lasciar fare a lei. Allo stesso modo ciò che esiste e fa di noi esseri unici è il lato cosmico dell'anima, non il nostro Io, non quello che crediamo di essere.

Si crede di andare in psicoterapia per un motivo ben chiaro, che è quasi sempre lo stesso: eliminare il male, il diavolo che tormenta, l'elemento disturbante. C'è qualcosa che non vogliamo che abiti dentro di noi e lo psichiatra, lo psicoanalista, lo psicoterapeuta ci sembrano le persone adatte per rimettere ordine al nostro interno. Lasciare un'amante, liberarsi di un'ossessione, tenere a bada l'ira, le paure, il panico, la depressione, sconfiggere lo shopping compulsivo o le "attrazioni sbagliate" ci sembrano validi motivi per andare in psicoterapia.

E così, mentre il nostro lato invisibile produce il disagio per guarirci da una mente unilaterale, che sta distruggendo la nostra anima, noi invece insistiamo a voler essere come tutti gli altri. I disturbi guariscono il nostro conformismo come nessun farmaco saprebbe fare, a patto, naturalmente, che non si cerchi di cancellarli a colpi di psicofarmaci.

Come afferma Hillman:

> La ferita che rende l'adattamento così singolare o impossibile rende anche possibile un destino nuovo. È uno spirito nuovo che emerge dalla debolezza, e attraverso le nostre lacune esce fuori l'inaspettato.[11]

Così, nel mio lavoro, quello che per il mio paziente è il nemico, per me è l'alleato...

Ecco Elena. Vi riporto le parole del primo colloquio, esattamente come le ha pronunciate. Lei parlava e io trascrivevo.

ELENA: Mi sa che devo andarmene. Me l'ha detto anche Giuliana, la mia amica. Non si può stare con uno che ti crea un senso di fastidio appena lo vedi.

TERAPEUTA: Chiuda gli occhi.

E.: Non vorrei che a occhi chiusi mio marito mi desse ancora più fastidio.

T.: No, chiuda gli occhi e immagini una scena d'altri tempi. Scelga lei...
(*Elena si rilassa*)

E.: Sì, lo faccio, ma non vorrei mi tornassero gli attacchi di panico. Va bene...
(*Dopo qualche istante*)
Mi immagino di essere ai tempi dei cavalieri. C'è un torneo di spade, di lance. Ma io sto bene, sono in una tenda. Vedo i cavalieri da una finestrella.
(*Silenzio*)

[11] James Hillman, *Il mito dell'analisi*, Adelphi, Milano 1979, p. 92.

T.: E poi?
E.: Niente, guardo. I cavalieri si scontrano, lottano, si azzuffano. Io però sono serena. Non mi fa paura il sangue.
T.: Com'è il suo vestito?
E.: Quello di una donna di allora. È un abito rosso con un velo sulla testa, mi piace. Sto bene.
T.: Provi a immaginare, al suo fianco, una donna d'altri tempi.
E.: Che mi protegge? Non come mia madre, però, che mi rende ansiosa. Anzi adesso, se penso a lei, mi viene il panico. Vede che sudo, mi torna l'ansia.
(*Si mette a piangere*)
Mia madre è il mio problema, oltre che mio marito.
T.: Torniamo alla donna che la protegge... e torniamo a lei stessa, al suo abito rosso. Le va?
E.: Sì, sì...
(*Torna a rilassarsi e a chiudere gli occhi. Si abbandona nuovamente*)
T.: Le dicevo di questa donna protettrice. Mi chiedevo: com'è? Sta al suo fianco?
E.: No, sta nascosta dietro di me. Non vedo il suo viso, lo intravedo. So che mi cura, mi vuole bene. Non mi volto per guardarla. Va bene così.
(*Ora sorride*)
T.: Potrebbe immaginare questa scena e questa donna ogni volta che si sente a disagio, che le viene il panico. Quando sente l'ansia che arriva. Anzi, proviamo adesso insieme.
E.: Ho paura.
T.: Proviamo. Chiuda bene gli occhi e immagini di sentire arrivare l'ansia. Dove la sente? In quale parte del corpo?
E.: Qui nella pancia.
T.: Bene, la accolga e la faccia salire lentamente...
E.: Mi arriva al petto.
T.: Bene, la lasci venire ancora un po' di più.
E.: Mi arriva in gola, mi sta soffocando.
T.: Immagini la sua donna e la scena dei cavalieri. Si affidi a quella donna antica dietro di lei...

E.: Ci provo... Sì, l'ansia sale, ecco è qui in gola. Sento che la donna dietro di me mi sta proteggendo.
T.: Continui a immaginare...
E.: Si sta bene in un altro tempo. Nella tenda siamo io e lei...
T.: Le dia un nome.
E.: Miriam è il nome che mi ha suggerito. Anche se non la vedo. Mi protegge nella penombra, come una madre o... no, piuttosto come una donna che sa tutto.

Questi erano alcuni brani del nostro colloquio.

Con la comparsa di Miriam, della donna che "sa tutto" e che "protegge", svaniscono i pensieri continui sul marito, sulla necessità di separarsi da lui e sulla mamma persecutrice. Anche la crisi di panico non arriva al culmine, l'ansia si attenua e si ferma in gola. Ho consigliato a Elena di non prendere nessuna decisione sulla sua vita senza consultarsi con Miriam.

Il lato antico facilmente assume il volto di una donna senza volto, di una dea che rappresenta la nostra saggezza primordiale. Non la vediamo in volto, perché non ragiona come noi, non ragiona secondo i dettami del nostro Io, secondo le convenzioni. Non dobbiamo vederla in volto.

Quando c'è un problema che crediamo di non poter risolvere è perché la soluzione non deve arrivare dai nostri ragionamenti. E quindi non va risolto! Va affidato alla donna misteriosa che abita ciascuno di noi. Come scrive il poeta francese Joë Bousquet:

> Porto in me un essere irrivelato. Mi conosce, ma non so nulla di lui, tranne che la mia persona è la sua ombra, con i suoi appetiti inconfessabili e il suo bisogno di segreto.[12]

Questa donna sconosciuta emerge più facilmente quando immaginiamo un'epoca antica, lontana dal tempo in cui viviamo e dalle scene della nostra vita quotidiana, coi figli, il lavoro, gli amici, i conoscenti.

[12] Joë Bousquet, *Da uno sguardo un altro*, a cura di A. Marchetti, Panozzo, Rimini 1987, p. 113.

Perché chiedere il parere delle amiche? È inutile, tanto la nostra donna interiore la sa più lunga. Certo, non ci dà le risposte che vorremmo sentire. Ma se ci affidiamo a lei, spazza via le nostre ansie, le nostre paure e il terrificante bisogno di prendere decisioni. L'anima decide senza consultarci: è un volto sconosciuto che sa cosa fare. Noi invece non lo sappiamo mai, perché siamo impregnati di pensieri esterni...

Ogni volta che arrivava la decisione di lasciare suo marito, Elena immaginava Miriam... e aspettava... Che cosa? Una risposta che arrivava da un altro mondo: quello dell'anima. Come dice Marie-Louise von Franz,

> potrete chiedere alla donna interiore che cosa vi consiglia di fare del vostro desiderio di qualcosa di più concreto, e ascoltare la sua risposta. Ma proprio qui sta il difficile. Molti non sanno ascoltare ciò che dice la figura interiore, e s'immaginano una qualche risposta, invece di ascoltare veramente. Per riuscirci ci vuole molta pratica.[13]

Sì, ci vuole pratica! Quella di domandare e non aspettarsi risposta.

Cosa ho fatto io con Elena? L'ho portata in un'altra epoca. Lei soffriva di attacchi di ansia e di panico ogni volta che pensava di lasciare suo marito. Questi pensieri erano un'ossessione (ci pensava decine e decine di volte al giorno) che dominava il suo mondo interno. Però non era quello il problema e la soluzione non era allontanarsi. Occorreva che lei si ricordasse di essere abitata da una donna d'altri tempi, da una Miriam che voleva essere riconosciuta, senza essere vista. Solo così poteva curarla e guarirla.

Cosa voleva Miriam da lei? Liberare il femminile di Elena dalla sua prigione mentale, dall'idea che lei fosse la "bambina" di suo marito e la figlia non amata di una madre gelida. Il problema non era lasciare suo marito, ma far nascere la donna che c'era in lei.

È guarita e non si è separata. Chi vuole davvero dividersi lo fa senza tentennamenti. Spesso la fantasia ricorrente del-

[13] M.-L. von Franz, *op. cit.*, p. 112.

la separazione diventa un alibi che nasconde il bisogno di far scoprire alla paziente un lato nascosto del suo femminile. A questo serve chiudere gli occhi e immaginare la dea.

Lo stesso è accaduto a Vanessa, che soffriva di una forma di ipocondria su cui sembrava impossibile intervenire. Era ossessionata dalla convinzione che si sarebbe ammalata di tumore, ci pensava continuamente, ogni giorno. Anche lei è stata salvata dalla donna che veniva a trovarla quando chiudeva gli occhi.

> Che consiglio può dare l'analista? Che cosa si può fare? Io, personalmente, gli risponderei di provare a chiederlo alla Sophia interiore. La Sophia non è soltanto la conoscenza interiore. È molto di più, è la conoscenza di Dio.[14]

Nei nostri disturbi, nei nostri disagi, c'è un lato antico da ritrovare, da immaginare. È la Sophia di cui parla la von Franz, è questo il "farmaco". Le immagini sono le molecole che ci curano veramente, mentre i ragionamenti ci allontanano da noi stessi, dalla nostra vera identità.

Se si perde il contatto col mondo interno, tutto è perduto. Si finisce per ragionare, pensare e ripensare, senza combinare nulla. Qualche giorno fa sentivo una psicologa parlare alla TV. Diceva che, per far funzionare la coppia, bisogna imparare l'arte della negoziazione. Vale a dire che io e te, per stare insieme, dobbiamo cominciare col dirci quali sono le cose irrinunciabili per ciascuno di noi. "Io la domenica vado allo stadio." "Ok, però io non voglio andare a pranzo da tua mamma." Poi si negozia, e alla fine io vado allo stadio ogni quindici giorni e tu vieni dalla mamma almeno una volta al mese.

Sinceramente, non ho mai visto un rapporto funzionare perché prima si è "negoziato". Una coppia che contratta diventa arida, prefabbricata, artificiale, inutile, spenta. Per riaccendersi, per trovare la naturalezza, si finisce puntualmente per tradirsi. Ma a cosa serve una coppia? A imparare a conoscere se stessi e a stare meglio con i propri demo-

[14] *Ibid.*

ni, che sono l'unica certezza che abbiamo. Perché noi non siamo i nostri pensieri, siamo le emozioni, piacevoli e no, che ci sorprendono, ci assalgono e a volte ci travolgono.

Ne sa qualcosa Adele (35 anni) che mi racconta delle scenate di gelosia che fa a suo marito: per lei sono la cosa più brutta che le sta capitando.

"Promettimi che sarai brava..."

> *Ogni volta giuro che non lo farò mai più, ma puntualmente ci ricasco... Come faccio a smettere? Lui ha ragione: rovino le cene con gli amici, mi innervosisco se c'è qualcuna che lo guarda troppo e mi accorgo che mio marito è sempre sul chi vive, ogni volta che usciamo ha paura che io esploda da un momento all'altro.*

Una psicologa "negoziatrice" le direbbe: "Studiate prima della cena un comportamento che vada bene a entrambi. Per esempio: suo marito si impegna a rivolgere il suo sguardo e le sue attenzioni esclusivamente a lei, che, da parte sua, cercherà di ingelosirlo, in modo da capovolgere la situazione, e far provare a lui la tanto temuta gelosia". Un altro studioso della mente cercherebbe nell'infanzia la causa delle scenate di gelosia e troverebbe una madre anaffettiva, un fratello dispotico e così via. In un caso e nell'altro stiamo ignorando le leggi dell'anima. Chi le conosce, sa che cercare di controllare le emozioni e i sentimenti serve solo a esasperarli, facendoli diventare ancora più invasivi. Come ci suggerisce Jung:

> Quanto più i sentimenti sono rimossi, tanto maggiore è l'influenza dannosa che esercitano segretamente sul pensiero...[15]

I negoziatori sono persone che hanno paura delle loro emozioni, che hanno costruito un'immagine di sé perfetta, controllata, senza sussulti. Insomma, chi vuole negoziare è

[15] Carl Gustav Jung, *Tipi psicologici*, in *Opere*, vol. VI, Boringhieri, Torino 1969, pp. 355-356.

un manichino e cerca di far diventare tutti gli altri dei piccoli robot a comando. Cosa ho detto a Adele? Che la cosa peggiore che possiamo fare è vincere la gelosia, sradicarla dal nostro Io. La gelosia è vera, autentica, incontrollabile e porta con sé un'energia antica, primordiale. Guai a dirsi: "Non farò più scenate, farò la brava...". Gli dèi, le forze eterne della vita, sono gelosi. Pensate ad Atena, ad Afrodite...

Le coppie che non litigano, si lasciano presto o si ammalano!

Chi ha detto che, in una coppia, musi e malumori sono sbagliati? E le scenate? Ho detto a Adele che suo marito ha scelto lei proprio per quel suo carattere incontrollabile, furioso, geloso, che rompe gli schemi. Le cose che detestiamo del nostro compagno sono quelle che abitano nell'antro più segreto della nostra anima. Chissà quante volte il marito di Adele avrebbe voluto infrangere le regole, rovesciare i piatti, smetterla di ascoltare le frasi vuote degli amici... Chissà quanto il suo inconscio adora l'Adele che esplode, che fa le scenate: tutte cose che il suo Io ipercontrollato non sa permettersi! Dopo l'incendio, l'Eros in genere si affaccia. Per questo si è soliti dire che, per gli amanti, i litigi finiscono a letto.

Sentite cosa dice Adele:

> *Musi, silenzi, odio, rancore, rabbia per tutto il tragitto in auto, quando rientriamo dopo le mie scenate. Io mi sento fragile, stupida, non ho più l'orgoglio e la sicurezza abituali, mi scatta la paura di perderlo e divento la sua geisha. A letto sono amori che durano ore, fino a sfinirmi, a sfiancarmi. Lui mi ripete appassionato che mi adora e io ho un orgasmo dopo l'altro.*

È esattamente il contrario di quello che si pensa: senza la gelosia di Adele, in suo marito l'eros finirebbe per spegnersi, e lui non conoscerebbe il valore profondo della passione. "Lui è uno che non alza mai la voce, gli va bene tutto, non si lascia mai andare. Detesta le brutte figure."

Solo le "notti gelose" di Adele gli riconsegnano l'anima. Che, va detto una volta per tutte, non è beneducata, non è fatta per piacere agli altri, non mira alla convenienza, all'approvazione degli amici.

Vi sono coppie che recitano l'amore per gli altri: vanno d'accordo, negoziano il modo di stare insieme e sono... meno che niente. Funzionano per la platea, ma tra di loro c'è il vuoto. Le coppie che baruffano, che litigano, che si saltano addosso, sono creazioni dell'anima. Non ragionano, non negoziano e sono vive. Vicine alla rottura ogni giorno, sono le più gradite agli dèi.

Ogni volta che ci vogliamo educare, o che vogliamo controllare i rapporti, perdiamo la nostra spontaneità, che è la casa del nostro lato cosmico.

È Miriam la cura per Elena: affidarsi a lei per decidere dove andare. Solo così tramontano i modelli che rendono omogenee, conformistiche le coppie, le relazioni. Sophia o Miriam non prendono mai decisioni banali, non bisogna impegnarle in questioni inutili (lo lascio o non lo lascio?): hanno progetti più grandi per noi! All'anima interessa il nostro sviluppo, quello iscritto nel nostro lato antico: le cose di tutti i giorni, le decisioni da prendere, le fanno perdere tempo.

Quando si impara a non decidere, si è già nella casa dell'anima, che sceglie senza titubanze, senza sforzo e con naturalezza.

4
Fare il vuoto

Ci sono due tipi di vuoto. Il vuoto che cerco io è fatto di buio, di nulla, è una dimensione dove non ci sono pensieri. Se, per esempio, mi trovo a dover prendere una decisione, chiudo un attimo gli occhi e cerco il vuoto. Questo è ciò di cui abbiamo bisogno ogni volta che dobbiamo fare una scelta. Ed è una buona cosa.

Poi c'è il vuoto che viene da sé, spontaneamente: e questa è un'ottima cosa!

Per esempio quello dei bambini che si distraggono molto, che si incantano; oppure quello dal quale, silenziosamente, senza chiedere il tuo parere, senza pensieri, si forma incessantemente la persona che sei. Una sorgente sconosciuta che sta realizzando te, sta facendo il tuo essere come va fatto, e per la quale la tua opinione conta meno di niente. Tu puoi disturbare il processo, ma non puoi impedirgli di essere com'è. Ecco a cosa serve il vuoto: a ricordarti che non sei tu il protagonista, che c'è qualcosa che ti sta creando e sa cosa fare, quando piangere, quando ridere, quando fare l'amore, quando irritarsi... È chiaro che non ha modelli, segue un suo stile, cos'altro dovrebbe fare? Mentre tu insisti a mettere paletti: vado bene, non vado bene, sono giusto, sono sbagliato, ieri ho fatto così, dovevo fare diversamente, e poi ho avuto un'infanzia difficile, mi maltrattavano... Ma così chiedi al tuo artefice di rispettare una serie di codici che non sono i suoi: sarebbe invece un'ottima cosa lasciar perdere tutto e affidarsi totalmente al vuoto.

Per comprendere ancora meglio il significato del "fare il vuoto" possiamo utilizzare un esempio emblematico, quello offerto dalla tensione erotica: in quei momenti un uomo e una donna sono talmente presi dal piacere che li unisce, l'attenzione è tutta concentrata su ciò che sta avvenendo in quell'istante, che l'Io non è protagonista e la tensione erotica, in assenza di pensieri, può scaturire libera e sempre più intensa. Come scrive Plutarco:

> La mente non ha bisogno, come un vaso, di essere riempita, ma, come la legna da ardere, ha bisogno solo di una scintilla che la accenda.[16]

È l'irrompere del Senza Tempo: il vuoto è la sua casa. Essere vuoti quando si vive l'attrazione è un esercizio per lo sviluppo della propria natura, della propria Immagine innata.

Per ribadire la potenzialità creativa del vuoto vale la pena di osservare ciò che accade in natura. Gli animali fanno continue operazioni che non sono frutto di ragionamento e tuttavia sono di una perfezione incredibile: l'ape che sceglie il polline, il ragno che fa la tela, la lumaca che realizza la chiocciola, il castoro che fa la diga... sono costruzioni difficilissime, che nessun essere umano saprebbe fare! Ci vorrebbero venti architetti per realizzare geometrie così perfette! E tutto questo avviene in una mente vuota, dove non c'è il pensiero. Eppure questi animali hanno gli stessi organi che abbiamo noi: l'occhio, qualcosa che assomiglia all'udito, un abbozzo di cervello... Quindi, alla base di ciò che realizzano esiste un "vuoto di coscienza" o, se preferite, un sapere innato che può affiorare senza ostacoli. Ora, la domanda che dobbiamo farci è: quanto più vuoto realizziamo in noi, tanto più sapere innato attingiamo? E tornando all'esempio di prima, la tensione erotica proviene, come qualcuno pensa, dal fatto che tu l'hai programmata o, se qualcuno ti piace da impazzire, si autoproduce da sé? For-

[16] Plutarco, *L'arte di ascoltare*, Mondadori, Milano 2012, pp. 41-43.

se che la passione rende tutto possibile, e in quei frangenti il vuoto si accende di un'energia che via via sviluppa funzioni nuove? L'eros svolge una funzione molto più profonda di quella legata alla riproduzione, non facciamo l'amore fondamentalmente per fare nascere i bambini; piuttosto, l'eros stimola e cambia il cervello come nessun'altra cosa.

Afferma la scrittrice e psicanalista Lou Andreas-Salomé:

> La nostra mente, spesso nel pieno dello stordimento erotico, rivela forze che prima non possedeva... Tesa verso l'interno di sé, a volte sembra assumere il volto di un veggente, le cui labbra potrebbero annunciare più di quanto egli si sarebbe aspettato in uno stato di normalità... la nostra mente assume spesso il volto di un bambino sorridente e stupito. In realtà è proprio in questo stato di stupore infantile che si trovano concentrate in un fertile germoglio tutte le potenzialità della mente.[17]

L'eros inteso come eccitazione senza pensieri, senza oggetto, disancorato da un'identità, estrae qualcosa dal nulla. Sì, il vuoto crea.

Vuoi stare bene? Immagina il vuoto

L'operazione da fare quando stiamo male è molto semplice: basta ricordarsi che c'è un luogo segreto dentro di noi, il nostro spazio vuoto. In quel silenzio invisibile che ci abita, là dove non ci conosciamo, c'è la nostra essenza e assieme la guarigione da ogni disagio. Perché siamo, principalmente, proprio ciò che non vediamo di noi stessi. In quel silenzio rarefatto e invisibile che abita ognuno di noi c'è la prevenzione, la cura, la soluzione dei nostri disagi. Il visibile non ci può mai aiutare. Per questo i bambini giocano a nascondino: loro vivono nella magia dell'invisibile e sanno che nascondersi significa calarsi nella casa dell'essenza. Nascondersi è annullarsi, prendere le distanze dal

[17] Lou Andreas-Salomé, *Devota e infedele: saggi sull'amore*, Rizzoli, Milano 2009, pp. 41-42.

conosciuto, disidentificarsi. Nascondersi è curarsi, rigenerarsi, lasciar fare al Sé. Non c'è seme nell'universo che non si occulti per creare la vita di una pianta, di un animale, di un uomo. Nascondersi è la ricetta di tutte le ricette. Qualsiasi cosa accada, qualsiasi problema ti affligga, tu nasconditi... e rifugiati nel vuoto.

Come mi ha scritto Loredana:

Il vuoto ora non mi spaventa quasi più, aspetto che arrivi ogni giorno, lo aspetto perché mi porta la vita. Sento emozioni alla pancia, sento l'eccitazione sessuale, sento la terra sotto i piedi anche con le scarpe, il sole che riscalda la mia pelle e mi fa sentire tutt'uno con l'universo. Il cibo è un piacere. Gli abbracci con mia figlia sono godimento. Ora faccio l'amore con mio marito e lo sento. Il vuoto che mi stava uccidendo non c'è più, e se ne sono andate via anche le emozioni spiacevoli. Adesso, quando mi arriva l'angoscia non la blocco più con il cibo, ma la faccio accomodare dentro di me, dove vuole, e così faccio con la rabbia e con la paura della morte. Poi tornano il sereno e il piacere.

Il vuoto è una vera e propria terapia

Ricevo ogni giorno molte mail di lettori e mi fa piacere scoprire che tante persone hanno applicato su se stesse una tecnica che ho descritto su "Riza Psicosomatica": immaginare, prima di dormire, un luogo appartato – una grotta, una casa nascosta, uno spazio misterioso, buio e vuoto – in cui rifugiarsi, in cui sentirsi irraggiungibili. Questa dimora immaginaria è antica come il mondo, ed era utilizzata in tantissime tradizioni del passato. Pensate alla festa ebraica delle capanne, ai tabernacoli, ai riti nel buio e nel "silenzio". Qualunque idea abbiate del divino e del sacro, l'Altissimo riposa invisibile, inviolabile, inaccessibile, senza volto e senza nome. Dio si occulta e, quando noi immaginiamo uno spazio vuoto, misterioso e nascosto, le forze cosmiche sono più che mai al nostro fianco. Sentite che cosa mi ha scritto Angelica:

Le vorrei dare la mia testimonianza a proposito del vuoto come rifugio. Anni fa sono stata colpita da paralisi in seguito a emorragia cerebrale, la notte stessa in cui la mia bimba, nata da pochi giorni, moriva. L'estensione dell'emorragia era tale che tutto l'emisfero destro era pieno di sangue e i medici mi dissero che non c'era alcuna possibilità di recuperare la paralisi. Se la morte della bimba era stata una fucilata al cuore, l'emorragia cerebrale e la paralisi totale del lato sinistro del mio corpo furono il KO *finale. Eppure mi affidai al vuoto che sentivo dentro di me, a quel silenzioso rifugio interiore, senza ascoltare tutti coloro che mi dicevano di stare calma e non lottare, non sperare, anzi di arrendermi alla malasorte. Lentamente ripresi a camminare, saltare, guidare, amare mio marito, lavorare, insomma tutto quello che facevo prima. I medici sono ammutoliti, i conoscenti parlano di un miracolo, ma a parte le mie considerazioni personali, credo che quel restare nel "vuoto interiore" di cui lei parla sia stato non solo terapeutico, ma mi abbia dato un'energia nuova per ribellarmi alla paralisi... correndo! Non ho ascoltato la voce esterna dei ragionamenti degli altri che, pur volendomi bene, non mi avrebbero salvato... Il vuoto è... unico.*

Quanto "vuoto" c'è stato nella mia giornata? Quanti pensieri si sono affollati dentro di me e io ho semplicemente preso atto della loro presenza?

I miei pazienti sono sulla strada giusta quando non cercano di risolvere quelli che chiamano "i loro problemi". Questo è il mio punto di vista: in questi anni mi ha dato grandi soddisfazioni.

"Non devo salvare il mio matrimonio" oppure "non devo cambiare vita" sono alcune delle frasi che permettono all'anima di compiere i suoi prodigi, di produrre i suoi effetti terapeutici. Il vuoto ha più poteri di qualsiasi ragionamento, di qualsiasi farmaco, di ogni sforzo di volontà.

Non bisogna mai cercare di "rimettere le cose a posto" e neppure sforzarsi di realizzare un qualche progetto. Ci allontaneremmo da quella "mente vuota" che sa davvero cosa fare della nostra vita.

Il Nulla interiore deve essere la nostra guida, il nostro sentiero, la nostra via.

Secondo la Cabalà, il fondamento che sostiene tutta l'esistenza è l'Ain, il Nulla metafisico. Uno dei versi biblici che giustifica questa affermazione è (Giobbe 26,7): *"Tolè aretz al blimah", "sospende la terra sul Nulla"*.[18]

Fai il vuoto... e affidati!

Anche Anna mi racconta una storia incredibile:

Camminavo per strada, dottore, ed ero nel buio più totale, sapevo che non avrei potuto raggiungere mio figlio che si trovava in difficoltà, che non avrei potuto fare niente, perché era dall'altra parte del mondo. Pensavo a come potevo fare, ma ero completamente in tilt... Poi mi sono detta, come mi ha insegnato lei: non sono io che devo risolvere il problema, semmai è il vuoto. E allora ho fatto così: ho percepito il vuoto dentro di me, sino a sentirlo arrivare completamente. Ed ecco che, all'improvviso, mi è venuto in mente Michele, il mio compagno di scuola, che ora vive a New York, a trenta chilometri da mio figlio! Ed è pure avvocato! Proprio lui! Pagine gialle, non c'è il telefono... all'8924 neanche!... Mi è venuta in mente Barbara, che lo conosceva. E poi anche Roberto, anche lui era a scuola con noi... Ecco finalmente il numero. Lo chiamo subito: "Ciao, Michele! Sono Anna". "Anna? Sono trent'anni che non ci sentiamo!". "Senti, mio figlio..." "Ma ci penso io!..."

Neanche un secondo separa l'inizio della creazione dalla nostra Immagine antica, dal nostro lato cosmico. Il vuoto ricorda all'anima il suo navigare nel Senza Tempo. La sincronicità ha condotto Anna a trovare subito la persona che serviva. Niente è più pratico del nostro Sé.

Questo è l'anima, non ti fa ricordare un amore finito per

[18] Nadav Crivelli, http://cabala.org/lacabala/faq.shtml#1, questione 1: "È la Cabalà 'pericolosa'?".

riviverlo, ma perché, attivandosi quell'immagine, richiami altre immagini che ti aiutino a realizzare la cosa giusta in quel momento, proprio quando serve.

Certamente non ce la puoi fare se pensi di avere un problema irrisolvibile, se la prima cosa che fai è chiamare qualcuno per lamentarti, oppure se cominci a rimpiangere il passato, a pensare a come stavi meglio allora, o a considerare come altri hanno affrontato quel problema; non ce la puoi fare se ti limiti a disperarti e a compiangerti per la tua vita tanto sfortunata... Così non ce la puoi fare!

Bisogna, giorno dopo giorno, procedere come esseri sconosciuti a se stessi e la vita aprirà strade nuove, offrirà nuove soluzioni: ma spesso non ce ne si accorge, perché la mente è troppo centrata sull'identità consueta, e non vede.

Nascondersi e... basta!

Tuo figlio non studia e ti fa tribolare? Tuo marito ti tradisce? Soffri di attacchi di ansia e di panico? Cerca un rifugio, immaginalo silenzioso e buio, un nascondiglio inavvicinabile da qualsiasi persona, uno spazio inaccessibile: è il tuo rifugio, in cui annullarti, in cui incontrare la dimensione del vuoto.

Prendi esempio dagli animali che, quando si nascondono nella tana, cancellano accuratamente le proprie tracce. A una prima lettura questo comportamento parrebbe finalizzato a non farsi trovare dai predatori. In realtà, eliminando le impronte, fanno scomparire il loro passato... La tana, come il tabernacolo, è uno spazio vuoto e senza tempo in cui ci si rigenera, ci si cura e ci si rinnova. Se esiste un principio che crea il mondo, lo crea nascondendosi: sia nell'utero sia nella tana, la vita viene generata, cresciuta, curata dentro un nascondiglio buio e vuoto. Come scrive Eraclito: "L'intima natura delle cose ama nascondersi".[19]

Esattamente il contrario di quello che facciamo quan-

[19] Eraclito, *I frammenti e le testimonianze*, Mondadori, Milano 2009, p. 19.

do siamo in pena, quando corriamo da qualche amico o lo chiamiamo per raccontargli i nostri problemi e farci compatire. Così facendo l'invisibile non può aiutarci, perché ogni volta che parliamo di un problema a qualcuno, lo rinforziamo. Le parole aumentano il disagio. Il vuoto guarisce.

Esattamente il contrario di quando pensiamo a come rimettere le cose a posto. Pensare equivale a costringere l'anima ad aggirarsi in una palude senza via d'uscita, dove finisce per affondare. Il vuoto al contrario è la sostanza da cui l'anima trae soluzioni inaspettate, seguendo vie per lo più incomprensibili alla ragione. Come il seme si nasconde nella terra per creare le piante, come l'uovo fecondato è al riparo nell'utero, quando ci rifugiamo in noi stessi entriamo nell'uovo cosmico, come dicevano gli alchimisti. E se le cose non si risolvono ancora, allora vuol dire che ci abbiamo pensato troppo, che abbiamo portato con noi, lì dentro, troppo della nostra identità. Significa che, per noi stessi, siamo diventati una zavorra da cui liberarsi in fretta.

Perché l'uomo cosmico che mi abita possa far nascere l'essere che sono, è necessario lo stato di coscienza vuoto, ovvero il Nulla.

> Secondo il pensiero cabalistico il Nulla divino (da non confondersi col nulla della filosofia esistenzialista) è superiore all'Essere Rivelato. Ciò che "non conosciamo" di Dio è sempre maggiore, più importante e attraente di ciò che "conosciamo".[20]

Le testimonianze: sono guarita affidandomi al Nulla

Forse il silenzio interiore, vuoto di pensieri, è il rimedio più potente che abbiamo a disposizione.

Così ne parlano alcune delle persone che lo hanno sperimentato:

[20] Nadav Crivelli, http://cabala.org/articoli/via_singolo.htm, paragrafo 10.

Caro dott. Morelli,
sono riuscita finalmente a zittire i pensieri che da qualche tempo mi tamburellavano nella testa. Da quando è nata la mia piccola Irene ho iniziato a stare male: non mi sentivo all'altezza del compito di madre e le autocritiche che m'infliggevo erano sempre parecchie. Sarà perché vorrei essere perfetta e avere tutto sotto controllo, ma in questo modo mi stavo rovinando l'esistenza. Ascoltare il suo blog mi ha dato una grande sferzata di energia e da qualche tempo sono riuscita a spegnere tutte le intromissioni. In quel video spiega l'importanza di imparare a essere silenziosi con noi stessi, a non avere un parere da darci, perché così facendo il benessere verrà a trovarci con maggior facilità. E così è stato: sono a casa in maternità e sto imparando a stare con la mia bimba senza schemi, senza dirmi più niente. È stupefacente vedere come in questo modo l'istinto mi faccia fare quello che va fatto, senza sforzi.
Grazie.

Chiara

Anche Filomena mi scrive per ribadire l'importanza che ha avuto, nella sua vita, arrendersi e affidarsi al vuoto.

Caro dottore,
sono una fedele lettrice di "Riza Psicosomatica". Grazie a quello che lei dice mi sono resa conto che tutto quello che mi è capitato nella vita ha sempre avuto un senso. Ho capito che i problemi e i dolori non vengono a danneggiarci, ma vogliono al contrario aiutarci a germogliare, così li accolgo silenziosamente. Prima lottavo, e quando mi ostinavo stavo male, soffrivo di gastrite, ma ora ho capito che le cose non vogliono essere dirette dal nostro Io e quindi quando comincia la lotta con me stessa mi arrendo e sto in silenzio, non penso più al problema e lascio che le cose vadano come devono andare. Va decisamente meglio!

Filomena

Le lettere di questo tono che mi giungono sono numerose e testimoniano che stare bene non è un'impresa titanica, bensì il risultato di poche ma importantissime regole da mettere in pratica. Sentite cosa mi scrive Paola:

Caro dottore,
da quando ho smesso di frequentare uomini sono sempre stata scontrosa e poco disponibile. Non mi piacevo più, credevo di essere diventata arida e mi sentivo una "zitella avvizzita". Ora, grazie alle sue parole ho capito che era giunto il momento di farsi guidare dal mio animo femminile, senza continuare a dare giudizi negativi su me stessa. Ho capito che se mi comportavo così significava che non era ancora il momento di "buttarmi" in un nuovo rapporto e comunque le persone che incontravo non ne valevano la pena. E me ne sono resa conto ancora di più quando, da poco, ho conosciuto la persona giusta, con lui mi sono riscoperta dolce e affettuosa. Sto vivendo dei momenti bellissimi... Senza dirmi parole inutili vedo che tutto viene naturalmente...

Paola

A volte è incredibile come i risultati possano arrivare con grande facilità, come raccontano questi lettori di "Riza" che seguono il mio blog. In realtà la vita non è poi così complicata, ma siamo noi, con le nostre contorsioni mentali, a renderla tale. Luciana mi ha scritto:

Ho iniziato a soffrire di attacchi di panico otto mesi fa, provavo spesso un senso di angoscia e smarrimento. Ero terrorizzata, credevo che non mi sarebbero mai passati, tutte le volte che stavo male cercavo di comprendere il perché e mi tormentavo dicendomi che dovevo rassegnarmi e bla, bla bla... tante parole sbagliate che mi facevano stare ancora peggio. Poi ho iniziato a mettere in pratica i consigli che lei dava sul suo blog, in particolare quando raccomanda di essere silenziosi, di non continuare ad analizzare e commentare quello che ci succede. Infatti il disagio è presente solo nell'adesso, i nostri pensieri lo proiettano nel futuro e ci portano lontano dalla guarigione. Da allora, il silenzio è d'oro... e gli attacchi di panico sono quasi del tutto passati!

Luciana

Anche Laura è sulla falsariga delle precedenti frequentatrici del mio blog:

Ascoltando il video a proposito del non farsi domande e stare in silenzio con se stessi, improvvisamente il mio respiro si è aperto e mi sono sentita meglio, così come quando ascolto una melodia che tocca le corde più profonde della mia anima. Ho compreso che la chiave magica di quel vivere sereno e spensierato dell'infanzia è proprio quello di non farsi domande e rimanere in silenzio con quello che c'è, senza essere proiettati sul passato o sul futuro. Grazie, perché un paio di giorni fa mi sono svegliata canticchiando ed era da tempo che non capitava. Ora provo ad accogliere il mio dolore, a lasciarlo fare, a farmi attraversare senza opporre resistenza, a lasciarlo lì, come si fa con una giornata uggiosa che arriva nostro malgrado, consapevole però che alla stessa maniera andrà via.

Laura

La via della mente silenziosa

Insomma, la sintesi è chiara: quanto più la nostra mente è silenziosa, tanto più il cervello produce le sostanze del nostro benessere. Non bisogna cercare di risolvere i problemi che ci capitano (un abbandono, un capoufficio invadente, una crisi coniugale o un figlio che ci fa disperare), ma semplicemente guardarli, percepirli nello stato interiore silenzioso. Di fronte a un disagio, un fastidio, un problema, bisogna imparare a guardare ciò che ci disturba senza esprimere alcun giudizio o commento, senza parlare. Io guardo in silenzio il mio problema, lascio che si depositi dentro di me, in profondità, senza intervenire. Questo vuol dire affidare al vuoto il problema, stimolando le aree del cervello a produrre l'autoguarigione. Così ha fatto Filomena, che ha iniziato a star male con la sua bambina perché non si sentiva all'altezza, a causa del modello di perfezione che la condizionava. La mente silenziosa le ha fatto riscoprire un rapporto naturale con la piccola. Così Paola ha curato la gastrite e Laura gli attacchi di panico, semplicemente arrendendosi ai disagi e stando in silenzio con se stessi.

È importante, durante la giornata, anche quando siamo in mezzo agli altri, percepire il nostro lato "vuoto", che significa essere presenti senza avere niente da dire né a sé né agli altri.

5
Non scegliere fra gli opposti

Provate a chiudere gli occhi e immaginate di essere a un bivio, di fronte a una scelta, la scelta della vostra vita. Alla vostra destra c'è un'opportunità, e alla vostra sinistra, nel buio dei vostri occhi, c'è l'opportunità di segno contrario... Si tratta di due situazioni opposte: se vado a destra, ci sono mille ragioni per andarci e se vado a sinistra altrettante...

Questo è un esercizio che propongo spesso nei miei corsi: viene fuori una bella confusione!

La testa tende a scegliere tra destra e sinistra, tra una cosa o l'altra, per questo entra in crisi. Questo modo di affrontare le cose, questo genere di "sguardo" unilaterale è tipico della mente comune ed è la cosa più pericolosa che esista. Non porta da nessuna parte e uccide l'anima. L'anima non ha biforcazioni e non ha dubbi, siamo noi che li creiamo!

Ma adesso chiudiamo ancora gli occhi e continuiamo l'esercizio. Quello che abbiamo fatto prima era importante. Quello che facciamo ora è decisivo.

Cerchiamo di rivedere il bivio: alla mia destra una strada, una decisione che va in un senso, e alla mia sinistra la decisione opposta. Adesso immagino me stesso al centro... Io che tendo la mano destra alla situazione che sta di lì, io che tendo la mano sinistra all'altra situazione... e resto così, in attesa, senza decidere nulla.

Adesso mi sposto tutto a destra e sento il piacere di questa decisione, sono contento, sono contento di essere a destra, poi dolcemente mi sposto verso sinistra: sono felice anche di sentirmi a sinistra! Insomma io sono una cosa e il suo contrario, senza scegliere. Facendo così, permetto agli opposti di convivere dentro di me. Voglio lasciare la persona con cui sto, e voglio restarci insieme. Voglio il lavoro, e voglio anche licenziarmi... Prima mettevo le due opportunità in alternativa, ora non soltanto non ho niente da decidere, ma sento il benessere che scaturisce da entrambe le situazioni. Sono l'una *e* l'altra, non l'una *o* l'altra. Se state attenti, senza scegliere, arriva una tranquillità totale, centrata nel presente.

È un altro genere di sguardo, uno sguardo che contempla gli opposti, che si allarga e abbraccia i contrari, che li mette insieme e li fa convivere.

A un certo punto gli opposti... maturano la scelta adatta

Spesso, qualcuno protesta: "Sì, dottore, però così è troppo comodo, perché in questo modo lui sta con me... e con l'altra! È come dare all'altro il permesso di far sempre ciò che vuole...". Non è questione di comodità – spiego – è un altro modo di utilizzare l'energia del cervello. Vorresti stare con la persona dei tuoi sogni? Ti piacerebbe avere ciò che ti spetta nella vita? Bene, la strada perché tutto questo accada passa proprio di qui: devi saper mettere insieme gli opposti, altrimenti è impossibile.

C'è una mente superficiale che vorrebbe decidere tra un'opzione e il suo contrario: lo lascio, non lo lascio, ci sto, non ci sto... e alla fine non decide mai. Esiste poi una mente più profonda, che sa cosa fare, dove portarti, ma segue regole completamente diverse. Prendi come esempio un'arancia: c'è la buccia, che non sa decidere, perché vede solo l'esterno. Poi c'è la polpa e c'è il seme. Ecco: il seme sa cosa fare di te. Ma quel qualcosa che sa non può agire fluidamente, se tu continuamente ti contrapponi...

Quando si può dire che una decisione è una buona decisione? Quando non ti accorgi neanche di prenderla, quando viene da sola. Ti sarà capitato qualche volta: non ci hai più pensato e... tac!

Non c'è niente da decidere. Su cosa dovresti decidere, poi? Alla fine i dubbi sono sempre quelli: sto con mio marito o no? Cambio lavoro? Esco da casa di mia mamma o no? In quest'ultimo caso, per esempio, guardatevi con la mamma, il vostro mondo, le vostre comodità ecc., e contemporaneamente provate a pensarvi in un appartamento da soli, autonomi e indipendenti e lasciate lì entrambe le opzioni: ecco, ora siete nella casa dell'anima, che decide come crede lei, con l'intelligenza di centocinquanta miliardi di cellule, e non chiede il parere di nessuno – diversamente da noi, che chiediamo consiglio a tutti...

C'è un bellissimo pezzo di Rushdie, l'autore dei *Versi satanici* che ha scritto questo brano sulla contraddizione, molto interessante, sentite cosa dice:

> La natura umana è contraddittoria, e l'io umano è una cosa capiente e multiforme, "un mostro caotico e informe" [...]. Noi possiamo avere, e abbiamo, molte personalità simultaneamente; possiamo mostrarci dolci coi nostri figli ma duri coi nostri dipendenti, possiamo amare Dio e odiare gli esseri umani, possiamo preoccuparci per l'ambiente e ciononostante lasciare le luci accese quando usciamo di casa, possiamo essere persone tranquille che la passione per la squadra del cuore trasforma in individui aggressivi e ogni tanto persino in hooligan.[21]

La contraddizione non va vista come uno scontro di opposti ma come la compresenza di due forze, e l'anima ci pone faccia a faccia con gli opposti perché vuol farci vedere due personaggi che ci riguardano, due modi di essere, due stili, due energie. Ecco perché li dobbiamo guardare senza decidere, perché siamo sempre noi, sia l'amante che la moglie, quello che fa quel lavoro e quello che vorrebbe farne un altro: e l'anima, vedendo questi due mondi, questi due campi energetici, attinge ai suoi saperi. Noi dobbiamo solo farle spazio, guardare, e lasciare lì le nostre contraddizioni: scegliere sarebbe come uccidere una parte di noi

[21] Salman Rushdie, *Elogio della contraddizione*, "La Repubblica", 5 luglio 2010.

stessi. Bisogna limitarsi a osservare per vedere cosa succede, non per sapere come sono fatto, perché se sapessi come sono fatto, la mia vita sarebbe finita. Chiusi in uno spazio finito si soffoca, è come essere sepolti vivi. I grandi uomini e i grandi saggi non affermano mai di conoscere se stessi e manifestano sempre un'insicurezza totale, ma in questa condizione è presente una gioia immensa, perché non decidono: guardano e basta, è molto differente.

Ogni tanto qualcuno replica: "Però capita che ti fanno una proposta di lavoro e c'è una scadenza...".

E tu... aspetta. Le cose che ti vengono spontanee le decidi in un attimo, le cose che non ti vengono naturali non le decidi, perché non puoi deciderle: e allora aspetta. Decidere è un processo spontaneo, è come mestruare, è come il cuore che batte. Più l'anima si riempie di opposti più prende le decisioni da sola. Non tu, lei.

Qualcun altro domanda: "Quindi dall'insicurezza alla fine scaturisce un equilibrio nuovo?". No, nient'affatto, e neanche bisogna cercarlo: perché trovare un equilibrio vorrebbe dire rimanere nello stesso posto per sempre, una situazione completamente innaturale.

Il tuo corpo è in equilibrio, ma che equilibrio ha il corpo? Sono centinaia di miliardi di trilioni di cellule che si muovono, nascono, muoiono; immagina una cattedrale di luci di mille colori, che danzano, si modificano, senza che tu te ne accorga: qui, il nostro parere conta meno di niente. Ma dentro di noi c'è qualcosa che sa qual è la scelta giusta...

Spesso ci sentiamo divisi, proviamo sentimenti contrastanti e non sappiamo cosa fare. Una situazione di stallo che ci fa star male. Attenzione: in quei frangenti l'anima non ci spinge a scegliere, ma ad accogliere gli opposti come lati differenti di noi stessi. Allora l'energia vitale sceglierà la direzione più opportuna, proprio come i rami di un albero che a un certo punto si dirigono verso la luce.

Si tratta di imparare a stare con se stessi. Ci sono regole? Sì, prima di tutto energetiche. Regole che il nostro Io ignora o disconosce, finendo puntualmente per opporsi alle leggi dell'anima, cioè della forza cosmica, che fa di ognuno di noi un essere unico.

Da dove si comincia? Dalle contraddizioni. Scrive la psicanalista junghiana Esther Harding:

> Ogni essere umano non ha soltanto impulsi e istinti che per la loro soddisfazione abbisognano di una vita vissuta collettivamente nel gruppo sociale, ma anche altri istinti e impulsi che lo spingono a cercarsi come individuo unico. Queste opposte tendenze sono espressioni della dualità della natura umana.[22]

Prendiamo il caso Aldo (32 anni), campione del mondo in una categoria di karate. Una persona così dovrebbe essere estremamente sicura di sé. Eppure da un po' di tempo prova paure "sempre più immotivate" e veri e propri attacchi di panico. "Quando sto per colpire, qualcosa mi blocca." E la cosa peggiora a ogni combattimento... Giorgia invece non sa decidere se lasciare il marito per stare con l'uomo che "la fa impazzire":

> *È un inferno: ci sono mille ragioni per lasciarlo e altrettante per stare con lui. Ma così vado in confusione. Penso ai bambini, al lavoro, al futuro, ritengo di doverla smettere di vedere l'altro, ma qualcosa più forte di me mi porta da lui. Morale: sto male con tutti e due. Devo per forza decidere.*

Non decidere... e arriva l'energia che ti cura

Mi viene da sorridere quando qualcuno dà una definizione di se stesso, come "Io sono tutto d'un pezzo", oppure "Sono stufa di essere fregata perché sono troppo buona", e così via. Ogni volta che si dà una definizione di se stessi ci si ritrova nell'"energia fangosa" dell'anima. Si potrebbe anche chiamarla l'"energia del banale": gli alchimisti avreb-

[22] Mary Esther Harding, *I misteri della donna: un'interpretazione psicologica del principio femminile come è raffigurato nel mito, nella storia e nei sogni*, Astrolabio, Roma 1973, p. 22.

bero detto che si tratta dell'anima lunare, quella dove tutti ripetono le stesse frasi fatte, le stesse parole inutili. Sì, c'è un lato di noi che è in realtà fatto con i mattoni delle parole degli altri. Così costruiamo cattedrali di illusioni, che possono sbriciolarsi in un attimo. Ma io aggiungo: per fortuna! Anche le illusioni sono energia, che sottrai all'anima e che sotterra i suoi poteri cosmici. Eliminare le illusioni è come potare una pianta. Ogni contadino vi dirà che è determinante per il suo sviluppo...

Tutti credono di essere a un bivio che impone una scelta: non è vero. Ad Aldo ho fatto immaginare il guerriero, l'uomo forte accanto al personaggio pauroso, quello che gli portava il panico. Due immagini. Inizialmente sceglieva il guerriero e cacciava via l'uomo fragile. Gli ho fatto chiudere gli occhi e immaginare che la forza e la fragilità si potevano dare la mano. Fatelo anche voi: arriva subito una sensazione di pace, di tranquillità, di serenità mai provata. E subito dopo, un attimo di felicità.

Tutti, come Giorgia, credono di dover scegliere tra un lavoro e un altro, tra un amore e un altro. Ma questo è un pensiero dell'Io, della superficie, dell'energia più esterna dell'anima, della buccia che non vede il suo seme, la sua essenza. Ma la nostra essenza "fa" la pianta senza pensarci. La ghianda non si pone domande, non si sente a un bivio: fa quello che va fatto per trasformarsi in quercia. Per esaltare l'anima, ci occorre una mente naturale, non definizioni.

All'anima non interessa assolutamente con chi sta Giorgia, se sceglie il marito o l'amante. L'anima vuole la confusione. Essere confusi è l'unico modo per non decidere ed entrare in un altro stato energetico. Cosa vuole l'anima? Mostrarti due lati, solo quello. Chiudi gli occhi: guarda la donna sposata e guarda la donna che a letto perde la testa. Guarda la dea della stabilità, Giunone, che vuole la famiglia, i bambini, la tradizione. E guarda Venere, l'irrompere della passione... Due donne abitano Giorgia, due forze, due dee. Entrambe hanno il diritto di esistere, entrambe sono Giorgia. La mano destra non può fare fuori la sinistra.

Cosa vuole l'anima? Nutrirsi di entrambe le immagini.

Vuole che le guardiamo come due "presenze" dentro di noi. Due energie che non devono essere "viste" da Giorgia come l'una contro l'altra, ma come due amanti. Due entità che non sono in opposizione, ma in relazione.

Non c'è compito più grande che amare silenziosamente gli opposti che si presentano dentro di noi sotto forma di immagini. Allora saremo completi: saremo l'uno e l'altro. Attingeremo a quell'energia preziosa che scaturisce dal non decidere. Ci sveglieremo una mattina pieni di felicità senza motivo. Per forza, siamo diventati più completi.

E chi deciderà? L'anima, quando meno te lo aspetti, prende le decisioni con naturalezza, così come è naturale il battito del cuore o delle ciglia, o la crescita dei capelli, che non richiedono una nostra "decisione".

Imparare a convivere con gli opposti è un ottimo modo di procedere.

Tu e il tuo lato sconosciuto: un cortocircuito creativo

Occorre ricordare che gli opposti sono dentro di noi non per combattersi o perché noi facciamo una scelta, bensì semplicemente per attivare due energie differenti ma complementari. Se si danno la mano, l'anima è nella condizione energetica ottimale per produrre soluzioni: l'incontro degli opposti dà vita a un vero e proprio "cortocircuito" creativo. Come scrive Jung:

> L'attività creatrice dalla quale sgorgano le risposte a ogni possibile domanda, è la madre di tutte le possibilità, nella quale tutti gli opposti psichici, ed anche il conflitto tra il mondo esterno e il mondo interno, sono uniti.[23]

Purezza e peccato, amore e odio, saggezza e rabbia cieca: in tutti noi convivono lati opposti, spesso contraddittori. Esaltarne uno solo, il più presentabile, ci farà soffrire perché l'anima, più di tutto, cerca il completamento. Significa ricordarsi che c'è sempre un lato che non vediamo di noi,

[23] C.G. Jung, *Tipi psicologici*, cit., p. 63.

che cerca di trovare il suo posto. "Vengo da lei perché sono insoddisfatta, forse colpevole della vita che faccio e a cui non riesco a rinunciare" mi dice Sandra, una bella signora di quarant'anni.

Tutti pensano di aver sbagliato e di sbagliare qualcosa nella loro vita, così passano il tempo insoddisfatti e lottano con se stessi per cercare di correggersi. Sandra da molti anni viveva con suo marito quella che si può chiamare una sessualità trasgressiva. Praticavano l'amore di gruppo e alternavano serate intime tra loro a incontri "dove sia io che lui ci scateniamo senza pudore".

Negli anni gli incontri di gruppo si erano fatti sempre più frequenti, ma la loro intesa rimaneva "ancora intensa, complice, senza mai rancori o attacchi di gelosia". Perché allora Sandra stava male? Nel suo lavoro si sentiva realizzata, come del resto suo marito. "Mi svegliavo la mattina con un senso di tristezza, di nebbia, di vuoto."

Si era rivolta a uno psicoterapeuta, il quale le aveva detto che la causa delle sue sofferenze interiori era il suo lato trasgressivo. "Allora ho provato a smettere di fare la puttana, ma il mio stato d'animo peggiorava." La cosa ha sorpreso anche il suo psicoterapeuta: più si allontanava dalle "serate forti", come le chiamava lei, e peggio stava. La psicoterapia non è il posto in cui il bene trionfa sul male. E non è neppure il luogo per "fare la cosa giusta" né per eliminare i peccati.

Non c'è niente di più patetico di uno psicoanalista che cerca di inculcare nei suoi pazienti l'idea di perfezione: "Se lei si comporta bene, sarà felice": questo può dirlo un prete, mai un terapeuta. La meta che deve raggiungere chi viene alle nostre sedute è quella della completezza. Non si tratta assolutamente di diventare più buoni, più generosi, migliori, senza peccato. Sentite cosa dice Marion Woodman, psicoanalista junghiana autrice di *Malate di perfezione*:

> La perfezione appartiene agli dèi; la completezza o totalità è il massimo cui un essere umano possa aspirare.[24]

[24] Marion Woodman, *Malate di perfezione*, RED, Como 1998, p. 67.

Cosa mancava a Sandra? O meglio, cosa non vedeva di sé? Lascio rispondere ancora la Woodman:

> La Madonna idealizzata rappresenta senz'altro una certa immagine perfetta del femminile, ma la donna reale deve anche accettare la puttana che ha in sé per amore della completezza. La ricerca della perfezione mediante l'isolamento e l'esagerazione di parti di noi stessi ci fa diventare nevrotici.[25]

Sandra invece aveva dimenticato, messo da parte, relegato nell'inconscio, nell'oscurità di se stessa proprio la suora, la santa, la donna che prega.

"Sono questa e anche quella": ecco le parole della guarigione

Alla prima seduta sposto allora l'attenzione di Sandra dalle "notti calde", e le chiedo cosa le piaceva fare di più da bambina e da adolescente. "La mia è una famiglia molto religiosa" risponde. Quand'ero piccola, mi comportavo come una suorina, mi piaceva tanto pregare la Madonna. Ma adesso, dottore, come faccio? Con quelle serate dove sono una gran puttana? Ormai ho preso una strada senza ritorno." Sandra cercava la completezza e non lo sapeva. Credeva di dover scegliere tra la trasgressione e la purezza. Si sbagliava.

Una tecnica che uso in psicoterapia è quella di dare un nome ai personaggi che ci abitano. Così Sandra ha chiamato per nome le due donne che ha dentro di sé: la donna pura l'ha chiamata Elvira, mentre quella delle orge Samanta. Abbiamo fatto un patto: anche nelle "notti erotiche" ogni tanto, a occhi chiusi, doveva immaginare Elvira. Anche in seduta ha immaginato spontaneamente le due donne che si davano la mano. Sono bastati pochissimi incontri e il disagio se ne è andato. L'anima non voleva cambiare vita, non voleva l'unilateralità. Desiderava che Elvira e Samanta fossero l'una accanto all'altra. "Non può immaginare che gioia ho provato mentre facevo l'amore con mio marito, quan-

25 *Ibid.*

do mi è venuto da pregare sottovoce, tra me e me, in modo che lui non mi sentisse." Non dobbiamo "perfezionarci", ma completare il visibile con l'invisibile: questo vuole la nostra anima da noi.

Rami o radici? All'anima servono entrambi

L'evento è ciò che non si vede. Per questo bisogna guardare le cose che ci capitano, che ci feriscono, che ci annientano, con l'occhio della profondità. Tutto quello che ci accade riguarda i rami, non le radici. Ma la risposta non è mai all'esterno, è sempre e solo all'interno.

Negli anni, si è andata diffondendo la convinzione che siamo nati per soffrire e che solo la sofferenza ci fa crescere e diventare maturi. È un luogo comune come un altro. Per questo non amo le persone che mi dicono, come Annalisa (36 anni), che "solo soffrendo si impara. Ho lavorato tanto su di me e oggi sono finalmente matura. Mi tengo alla larga dalle persone che so che non mi fanno bene. Ho imparato a frequentare solo gli amori e gli amici giusti. Sono molto più serena". Questo è un ragionamento – appunto – "dei rami," non "delle radici". È un ragionamento esterno, che usiamo per imporci di essere in un certo modo.

Francesca (34 anni) aveva una vita sentimentale che la portava da un uomo all'altro, da una passione all'altra: "Sentivo che dovevo smetterla di essere una donna leggera, così ho frequentato un gruppo di preghiera per redimermi. Ci sono riuscita e adesso mi sento una donna diversa. La 'peccatrice' di prima non c'è più". Il problema è che la Francesca che avevo conosciuto allora, in balìa di quel femminile così libero, era una donna naturale, autentica, semplice e… viva. Quella che si è "redenta", è come un'attrice della TV: recita il ruolo della suora, senza esserlo. È finta. I rami si preoccupano dell'esterno, di come essere per gli altri, di come apparire, dello sforzo di appartenere a un modello mentale che ci si è prefissati. Hanno bisogno del contrappeso delle radici. Per questo Francesca oggi sta male. Ha continui disturbi psicosomatici: soffre di ulcera, di colite e di cefalea croniche. Sente "una tristezza profonda che mi invade dalla mattina alla sera". Lei crede che sia il senso di colpa per la vita sbagliata di prima. In realtà è triste perché ha pensato, tra rami e radici, di dover scegliere...

Suora o donna libera? Guai a te se scegli!

I saggi ebrei amavano la scienza dei volti e il grande Martin Buber ci racconta che sapevano leggere il lato nascosto di ogni persona semplicemente guardandole la fronte: così scoprivano la vera natura di ciascuno. Molti avevano paura di loro e, quando si avvicinavano, inclinavano il cappello fino sul naso, per non essere scoperti. Un po' come facciamo noi oggi, quando recitiamo davanti agli altri un personaggio che non ci corrisponde, semplicemente perché non vengano scoperte le nostre vere attitudini. Ho imparato nel mio lavoro che tante persone virano sul lato opposto, pur di allontanarsi dalle loro radici. Un po' come ha fatto Francesca. "Meglio la suora della donna libera, passionale, che perde la testa in modo incontrollabile" sembrava dire il suo comportamento. Ma le radici non parlano, eppure si manifestano... A quelli che calcavano il cappello per nascondere la fronte, Rabbi Michal diceva: "Un occhio che attraversa la carne, attraversa anche il cappello".[26]

Puoi travestirti quanto vuoi, puoi recitare tutti i personaggi che credi, convertirti a mille religioni, ma le tue radici sanno cosa vogliono da te. Se non le segui, ti ammali. Le radici sono l'altra faccia dei rami: non puoi escludere dalla tua vita né l'uno né l'altro.

In questo eterno gioco di opposti che è la vita, bisogna evitare di dividere in due il campo dell'esistenza... Questo l'anima non te lo perdonerebbe mai.

[26] Martin Buber, *Storie e leggende chassidiche*, Mondadori, Milano 2008, p. 662.

6
Meglio perdersi

E quando mi assale la paura del buio? Quando la notte mi opprime?

Le paure assalgono sempre le persone che vogliono essere forti, senza macchia, perfette. Vengono per renderle più deboli. L'inconscio adora la fragilità. Energeticamente, quando siamo fragili abbiamo più possibilità. La forza ci rende unilaterali.

Michele (36 anni) si ripeteva: "Le cose sono così e basta!". Tutto quello che modificava la sua "visione sicura" della vita, del lavoro, delle relazioni non voleva notarlo, lo escludeva.

Non c'è niente di più pericoloso di una mente unilaterale, e non c'è niente, in un uomo, che una donna detesti maggiormente. Il femminile conosce la gelosia "un po' sì e un po' no": le donne sono gelose a fasi alterne, sanno ironizzare, sono così e non sono così.

"Che razza di uomo sarei se accettassi dei compromessi?": questo era il ritornello preferito di Michele. Se lo ripeteva tante volte: sono un uomo tutto d'un pezzo. Le cose che ci diciamo, le cose in cui crediamo, il nostro modo di vedere il mondo, modificano profondamente la chimica del cervello. Noi diventiamo ciò in cui crediamo...

Il vero compito della psicoterapia è quello di smontare le illusioni, le idee che ci facciamo di noi stessi, dell'esistenza, del nostro modo di stare al mondo. Cosa rimane di noi, così facendo? La realtà autentica, la nostra spontaneità, l'essenza che siamo...

Perché questo accada e per poterci avvicinare a questo stato, deve cambiare il nostro sguardo, il nostro occhio rivolto all'interno. Se Michele lasciasse cadere uno sguardo neutro sull'uomo tutto d'un pezzo, allora ogni cosa potrebbe accadere.

Il cervello e i suoi cento miliardi di cellule non vengono più oscurati: l'organo che rappresenta l'intelligenza primordiale che ci abita può allora realizzare il nostro percorso, modellato sulla nostra essenza, sulla nostra identità più profonda. Per questo faccio sempre un inno all'insicurezza: è il miglior stato energetico dell'anima, il più adatto ad accogliere altri lati di noi e a farci scoprire che non siamo una sola cosa. Come scrive Hillman:

> Accettare la molteplicità delle voci interiori, senza cercare di unificarle in una sola figura, consente di riconoscere al processo di dissoluzione, di frammentazione, un valore pari a quello della coagulazione nell'unità.[27]

Se non sei solo quello "tutto d'un pezzo" si possono aprire nuovi orizzonti, nuovi percorsi, nuove vite. Se sei unilaterale, se ti identifichi con un modello di forma, di perfezione, la paura è in agguato...

Le cose che ci accadono sono sempre il riflesso di un elemento interiore. Un padre troppo razionale finisce sempre per avere il figlio scavezzacollo, un uomo tutto d'un pezzo finisce sempre con una donna che esce dagli schemi, che "non sta al suo posto", che non riesce a controllarsi e ne combina di tutti i colori.

Se la tua visione del mondo non prevede la debolezza e la fragilità, arrivano le angosce a correggere l'eccesso di forza, di unilateralità. Guai se nella vita non si impara a riconoscere le proprie paure, ad accettarle, a lasciar loro spazio. Se non le accogli come amiche dell'anima, le cose si mettono male.

[27] David L. Miller-James Hillman, *Il nuovo politeismo: la rinascita degli dei e delle dee*, Edizioni di Comunità, Milano 1983, pp. 123-124.

Le paure: non sforzatevi mai di eliminarle!

L'altro giorno ho incontrato una signora che mi ha riconosciuto e mi ha detto: "Dottore, io ho seguito tutti i suoi consigli!". (Quando dicono così, in genere fanno il contrario...) "Pensi che ero piena di paure e ho avuto l'idea di iscrivermi a una scuola di alpinismo." Mi racconta che aveva sempre avuto paura del vuoto, paura di cadere, sino a che non ha trovato un istruttore adatto. "In due o tre anni" mi dice "imparerò a scalare e non avrò più paura." Buona idea, direste voi.

E invece no. Assolutamente no! Perché? Perché le tue paure, le tue fobie, le tue angosce sono opera di qualcosa dentro di te, e in questi casi tu devi dirti semplicemente: "Io ho paura, guarda, sono debole, fragile... che paura!". Di cosa abbiamo paura? Dell'invisibile, del mondo oscuro che vive dentro di noi... Le paure vengono perché noi ce ne si faccia carico, non perché le si mandi via. E se fossero i germogli della tua pianta e tu li eliminassi? Non potresti più fiorire! Quali altre strade dovrà seguire il tuo germoglio per venire alla luce? Quali altre malattie dovranno manifestarsi? E poi, chi mai ti ha chiesto di diventare una scalatrice? A cosa serve? Che deve mai fare? Le ho detto: "Signora, lei ha fatto esattamente il contrario di ciò che doveva!". "Ah, ecco perché, nonostante tutto, non sto ancora bene!"

Esattamente il contrario! Le paure venivano per avvisarla, per riequilibrarla, per fare da contrappeso a un modo di essere troppo uniforme! Altrimenti siamo sempre uguali a noi stessi, ripetiamo sempre la medesima esperienza: stessi partner, modi di essere, comportamenti infantili, atteggiamenti, progetti: sono sempre gli stessi, lo stesso nulla.

Cosa c'era di diverso in questa donna? Le sue paure! Allora bisogna accoglierle, in quanto vengono da un terreno sconosciuto... e proprio perché vengono da lì, arrivano di certo per svolgere una funzione importantissima! Scalare le montagne, lo può fare chiunque! Ma è molto pericoloso: o sei un'alpinista nato e hai una grande passione o, francamente, lascerei perdere! È come quando la palestra diventa un'ossessione, non ha senso! Ti ha forse chiesto qualcuno di avere più muscoli? Nessuno. La cosa che non dobbiamo mai dimenticare è che ciascuno di noi è unico. Perché se tu ti dimentichi che sei unico, non sei niente. Come scrive il saggio persiano Gialāl ad-Dīn Rūmī:

> C'è una sola cosa al mondo che non dovete mai dimenticarvi di fare. Se dimenticate tutto il resto, ma non questo, non c'è da preoccuparsi; se invece ricordate tutto ma dimenticate questo, allora non avete fatto niente nella vostra vita. È come se un re vi avesse mandato in qualche paese a eseguire un compito, e voi faceste mille altri servizi, ma non quello che vi ha mandato a compiere. Dunque gli esseri umani vengono al mondo per realizzare una particolare opera. Quell'opera è lo scopo, ciascuno specifico per ogni persona. Se non la compi è come se una spada indiana di valore incalcolabile venisse usata per affettare carne putrefatta.[28]

Cosa vuol dire essere unici? Significa realizzare nella vita ciò che abbiamo di veramente originale, di veramente nostro, di veramente unico: vi siete mai chiesti cosa sia, per voi? E per far questo bisogna imparare a muoversi dentro l'anima, perché quando ti è venuto il panico, se ci hai fatto caso, non eri nella tua vera "casa"! Eri nel posto sbagliato, con gente sbagliata e facevi delle cose in un modo sbagliato, che non ti corrispondeva... e, tra te e te, lo sapevi! Lo sapevi! Ce lo dice anche Schopenhauer:

> L'unica cosa che è in nostro potere a questo riguardo è quella di sfruttare la personalità che ci è stata data nel modo migliore possibile ... scegliere quindi lo stato, l'occupazione e il genere di vita che più si possono armonizzare con la nostra personalità.[29]

E se non lo fai? Ecco il panico! Significa che qualcosa dentro di te non è d'accordo. Perché ricordati bene che

[28] Cit. in Noel Cobb, *Maestri per l'anima*, Moretti & Vitali, Bergamo 1999, pp. 20-21.

[29] Arthur Schopenhauer, *La saggezza della vita: aforismi*, Newton & Compton, Roma 1999, p. 30.

se tu sei una rosa e non metti le spine è un bel problema, se sei una rosa e ti arrampichi come un'edera, be', anche quello è un bel problema... Come fa la tua semenza interna ad avvisarti? Può farlo solo "grazie" al panico! Allora ben venga! "Grazie" al panico riusciamo a portare alla luce una parte di noi che non abbiamo mai vissuto. Le paure vengono per raccontarci che il ruolo che stiamo interpretando sulla scena della vita non è il nostro, in quei panni siamo a disagio e abbiamo paura, e tanta! Ci sentiamo deboli, fragili... Allora bisogna cedere, allora bisogna imparare a svegliarsi la mattina e dire: "Adesso la vita mi porta dove vuole lei!". Allora comincia un'altra "partita". Allora il panico... vi mette a disposizione una forza vitale infinita!

"Panico" deriva da Pan, il dio della natura, che i romani e i greci rappresentavano con un fallo enorme, proprio per sottolineare che possedeva un'energia sessuale immensa, una forza infinita! Questo significa il panico, che non stiamo vivendo quella forza e che è tempo di iniziare a farlo...

L'anima gode quando si perde

"Vede, Morelli, mi è successa una cosa tremenda. Mi sono persa. Saranno stati gli psicofarmaci? Ho smesso di prenderli. Ho deciso tutto da sola." Chi parla è Teresa (50 anni), una donna "con le palle", come ama definirsi.

Gli psicofarmaci servono solo in casi eccezionali, quando ci sono dei pericoli reali di annientamento. Per il resto bisogna liberarsene, altrimenti diventano prigioni, stanze da cui non si esce. "Con gli psicofarmaci era tutto sotto controllo. Per modo di dire. Ma come ho smesso sono stata meglio. Più serena, più sicura. Poi però mi sono persa."

Si prendono i farmaci per contenere l'ansia e gli attacchi di panico, come ha fatto Teresa. Poi però non poteva farne a meno, ne prendeva in dosi sempre maggiori, per dormire, quando doveva incontrare qualche personaggio importante, prima di una riunione, quando aveva paura di non essere all'altezza. Quando un mio paziente decide di smettere i farmaci, in genere ce la fa. Perché vuol dire che è pronto a incontrare il linguaggio dell'anima, che peraltro è l'unico che conta davvero.

Perdersi… Perdersi è un segnale forte, forse tra i più significativi. Perderci ci sorprende più di qualsiasi altra cosa. E il mio lavoro mi ha insegnato che la nostra evoluzione dipende soprattutto dalle cose che ci sorprendono. Per essere sorpresi, dobbiamo perdere l'orientamento abituale.

Il lato migliore di noi è quello che non programmiamo: per questo le sorprese, che non vivono nel tempo, vengono sempre dall'anima. L'identità conosciuta, l'Io può essere scalzato solo da ciò che lo sorprende…

Mi sono messa in auto per andare a vedere se potevo trovare qualche spunto per il mio lavoro in alcuni negozi. Come lei sa, sono una donna precisa, non mi capita mai di sbagliare strada. Eppure sono uscita nella direzione opposta dell'autostrada, poi ho sbagliato a girare, ho provato, riprovato. Non sapevo dov'ero. Un dramma.

Teresa è una donna realizzata sul piano professionale, una carriera esemplare, un lavoro soddisfacente. "Mi piace decidere. Non sopporto che le cose non vadano bene. Anche negli affetti. Se con un uomo non funziona, chiudo!"

Sa come governare la sua vita, Teresa, sa sempre dove andare, sul lavoro, coi figli, in amore. "Quando con mio marito ho visto che non andava bene, ho chiuso. Non si può tergiversare." Tutto sotto controllo… Ma l'anima non ci sta. Ecco il panico, l'ansia, le paure e gli psicofarmaci.

Più la mente è determinata al raggiungimento di un obiettivo, più sa cosa fare e dove andare, e più la nostra strada è già tracciata, prestabilita. Scrive Alexander Lowen, psichiatra statunitense ideatore dell'analisi bioenergetica:

> Ogni traguardo raggiunto fornisce una momentanea eccitazione che però ben presto si affievolisce, richiedendo un nuovo traguardo: una macchina nuova, una casa più gran-

de, altro denaro, eccetera. Siamo ossessionati dagli obiettivi e il risultato è che abbiamo perso a quanto pare la capacità di provare piacere.[30]

Solo perdendosi si può rimettere in gioco l'energia primordiale, quel "telesma", come lo chiamerebbero gli alchimisti, su cui incessantemente si forma il nostro Sé, la nostra diversità, la nostra Immagine Innata.

Quel giorno Teresa si è persa... Aveva fatto tre anni di analisi, ma gli attacchi di panico continuavano a incalzarla, così come l'ansia. Non era migliorata con gli psicofarmaci: "Per me erano buone stampelle". Ma come le stampelle non guariscono, così i farmaci.

Per vedere l'anima nei sintomi che ci assalgono, ci vuole l'occhio di chi conosce e riconosce gli dèi che vi si manifestano. Quanta energia ancestrale c'è in un attacco di panico! In quel momento Pan, il dio della natura, della forza primordiale, dell'eros, si rende visibile. Come scrive Hillman:

> In quanto dio della natura, Pan personifica per la nostra coscienza ciò che è completamente o soltanto naturale. Il comportamento il cui corso è naturale è, in un certo senso, divino; è un comportamento che trascende il gioco umano degli scopi: è interamente impersonale, oggettivo, inesorabile. La causa di tale comportamento è oscura: nasce repentinamente, spontaneamente.[31]

Il pensiero moderno che tutto controlla, che ragiona su tutto, imprigiona le forze antiche dell'anima come mai è accaduto nella storia del mondo.

Un bel giorno... "Navigator" non trova più la rotta

Dunque Teresa ragiona, controlla tutto: il lavoro, l'amore, i sentimenti. Vuole che le cose vadano secondo i dettami del suo Io. Gli amici la chiamano "Navigator", per

[30] Alexander Lowen, *La voce del corpo: il ruolo del corpo in psicoterapia*, Astrolabio, Roma 2009, p. 57-58.

[31] James Hillman, *Saggio su Pan*, Adelphi, Milano 2006, p. 52.

dire che lei non sbaglia mai strada, sa sempre dove si deve andare. "Quel giorno in auto non avevo il navigatore, tanto conoscevo il posto dove andare, e poi io sono una che trova sempre la strada. Per questo mi chiamano Navigator."

E invece quel giorno fa trenta chilometri in autostrada, esce sulla tangenziale, sbaglia l'uscita, torna indietro, non trova più la strada… si perde. "Mi è venuta una rabbia, un dolore, un senso di frustrazione, mi sembrava di morire."

Non le era mai successo. Gira a vuoto per un'ora, poi si ferma in una piazzola di sosta, disperata.

Ero agitata, stava per venirmi il panico. A quel punto mi sono arresa. Mi sono detta: "Fa' come ti dice Morelli: abbandonati, cedi, non resistere". Mi è arrivata prima la pace, poi un vero e proprio senso di liberazione e contemporaneamente ho raggiunto l'orgasmo.

Teresa è sconvolta. Non vede l'alchimia, il miracolo che è avvenuto. E cioè il disagio – il panico – che si trasforma nella più alta forma di piacere. Non vede il legame, la somiglianza tra i due fenomeni. Ritiene che in lei "ci sia qualcosa di sbagliato". "Non è possibile" mi dice "godere mentre si sta male."

Non ha pensato neanche per un attimo, la "donna con le palle", che esisteva un mondo sotterraneo, nascosto, dove il panico poteva trasformarsi in gioia di vivere, in estasi. L'estasi mistica è uno stato interiore simile all'orgasmo, ma che non viene provocato attraverso i genitali: la stessa cosa è accaduta a Teresa.

Aveva realizzato un prodigio e lo riteneva una cosa "moralmente sbagliata": "Si deve godere solo col proprio uomo, quando si è innamorati".

Crediamo di essere protagonisti dei sentimenti, delle emozioni, anche dell'orgasmo. Non pensiamo che non siamo noi a guidare…

Monica la pensa diversamente:

Qualche anno fa, come la maggior parte della gente oggi, anch'io pensavo che la vita fosse un pullman e io ne fossi alla guida... Quando il pullman si dirigeva nella direzione che mi ero prefissata mi sentivo forte e orgogliosa. Quando invece il mio pullman non andava dove volevo io, ma di punto in bianco girava a destra o a sinistra per strade a me sconosciute, io mio sentivo improvvisamente una perdente, debole e incapace... Oggi sono fiera di dirle invece che la mia vita continua a essere quel bellissimo pullman; la differenza però sta nel fatto che io non sono al volante. Mi sono seduta all'ultimo posto in fondo... Ho tolto le scarpe e messo i miei piedi a riposo... Ho incrociato le braccia e con orgoglio mi faccio trasportare ovunque lui voglia, per le strade del mondo... Destra, sinistra, nord, sud, va benissimo qualunque strada, poiché qualunque strada mi riempie di stupore... E se per caso lungo la strada incontro la sofferenza, l'accolgo a braccia aperte, perché so per certo che prima o poi mi dovrà insegnare qualcosa anche lei... È bellissimo il panorama da qui in fondo, dottor Morelli... Lo vorrei gridare al mondo intero... Vorrei potergli dire che dal finestrino di questo pullman, soltanto rimanendo lì ferma, nel presente di ogni attimo, io spio e respiro la vita!

7
Lasciar fare agli dèi

Passo il tempo a cercare gli dèi tra le cose, nelle cose. Non è uno sforzo, è facile: si tratta solamente di guardare con occhio disattento, un occhio che non vede in te il protagonista della vita.

Così, quando Anna mi dice di essere stata lasciata, la invito a riflettere sul fatto che è venuto a visitarla il dio dell'abbandono. Se non veniamo abbandonati da qualcuno non possiamo conoscere la mancanza, la nostalgia, il vuoto, l'abisso, la morte delle relazioni, l'addio. Il dio dell'abbandono vuole farci conoscere in anticipo, nella piena consapevolezza, l'addio che un giorno la vita ci darà. Che regalo ci fa, chi ci lascia! Provo grande tristezza per gli uomini forti, duri, per i *machi*, che vogliono condurre, controllare, dominare le relazioni. Prima o poi cadranno preda di attacchi di panico oppure diventeranno aridi, paurosi di tutto. Questo insegna il mio lavoro: la fragilità è una dea.

"Mi sento insicura, non so decidere, chiedo sempre il parere degli altri, mi faccio suggestionare, chiedo consigli a tutti e così sono ancora più indecisa." Roberta (35 anni) dice queste cose, proprio lei che è andata a lavorare a sedici anni, ha aperto un negozio che manda avanti da sola, si è separata e ha un bambino piccolo. La sua storia è quella di "una donna con le palle", mentre negli ultimi tempi "si sente come una foglia al vento".

La contraddizione, il mettere l'uno vicino all'altro gli opposti, è la vera forza dell'anima. Da quando l'ho imparato non prendo più decisioni, aspetto che "qualcosa" dentro di me faccia la "sua" scelta. Per questo mi piace ascoltare l'insicurezza, quando arriva: so che l'anima mi vuole parlare.

Da quando Roberta ha letto la favola di Amore e Psiche ha smesso di chiedere consigli. È molto più tranquilla. Quando stiamo male dobbiamo imparare a cercare un libro, il *nostro* libro. L'universo scrive ogni giorno un libro per ciascuno di noi. Nel "libro" di Amore e Psiche accade che le sorelle, invidiose, dicono a Psiche: "Guarda che tu fai l'amore con un mostro, con un essere abominevole". E Psiche, la più bella tra tutte le donne, ci crede. Lei che ogni volta faceva l'amore con Eros, il signore del mondo, lei che provava un piacere mai provato dagli umani, si fa suggestionare. Con una lampada guarda il volto spossato del dio dopo l'amplesso: la sua bellezza è sconvolgente. Ma una goccia di olio bollente dalla lampada cade sul volto di Eros, risvegliandolo nel dolore. Psiche lo perde, perché ha tradito il patto di amarlo nel buio, nel silenzio, nella notte. Perché, ricorda Jung, troppa luce danneggia l'anima, la sua spontaneità, il suo immenso sapere. Capire, ragionare, spiegare, ci toglie forza. Roberta ha compreso che il regno notturno, il regno dell'insicurezza, è la casa dell'anima. Quando viene a trovarvi la dea dell'insicurezza, nella vostra vita stanno per verificarsi grandi cambiamenti. Naturalmente, solo se la accoglierete come merita e la smetterete di correre in giro a chiedere consigli a destra e a manca. Così è stato per Roberta. Come scrive la psicanalista Jean Shinoda Bolen:

> Quando una donna viene a sapere che c'è una dimensione mitica in ciò che sta facendo, quella conoscenza solletica e ispira centri profondamente creativi. I miti evocano sentimento e immaginazione e toccano temi che fanno parte del retaggio umano collettivo.[32]

[32] Jean S. Bolen, *Le dee dentro la donna: una nuova psicologia femminile*, Astrolabio, Roma 1991, p. 19.

Gli dèi: una presenza dentro di noi

Io mi guardo sempre intorno, ma non per cercare qualcosa. Lo faccio senza aspettarmi niente. Mi guardo intorno e cerco la consapevolezza. Non i pensieri. Per la verità, penso sempre meno. Così i disagi durano pochissimo. Non cerco mai di rimettere le cose a posto: le lascio come sono e aspetto. Che cosa? Non so: un segnale, un incontro, qualcosa nel mondo che si affacci al mio sguardo. A volte mi sento nella casa della saggezza, un'altra dea che abita ciascuno di noi. Consapevolezza: quando mangio, quando vado in bagno, quando mi lavo, quando cado nel sonno.

Ogni sostanza, ogni secrezione, ogni aspetto del mondo è una divinità. Considera le cose che ti accadono come manifestazioni di potenze divine: il dio dell'abbandono, la dea dell'insicurezza, le divinità dell'amore o del dolore, della saggezza o della rabbia. Ti visitano perché l'anima ne ha bisogno in quel momento. E se le accogli, ti faranno diventare ciò che sei.

Che mi importa allora se lei mi lascia, se in realtà è venuto a trovarmi il dio dell'abbandono? Il mondo è qui, tutto qui, e le cose sono come sono: e sono la sostanza degli dèi. Dobbiamo immaginare di essere abitati da forze che ne sanno più di noi...

A uno degli incontri di gruppo del giovedì, Fabrizio racconta di aver riflettuto a lungo su se stesso e sulla propria vita, valutando con meticolosità ogni aspetto; tuttavia, è come se si fosse trovato di fronte a un muro: "Ho capito le cause del mio malessere, ma nonostante ciò non riesco a dare una svolta alla mia vita. Perché? Dove sbaglio?".

TERAPEUTA: Molti di quelli che vengono qui pensano di sapere qual è la causa dei propri disagi, ma si sbagliano tutti. Tu non sai come funziona l'anima: l'anima non ha storia ed è a-causale. Non puoi trattarla come un oggetto. Non puoi investigarla "scientificamente", come credono quelli che passano tanto tempo ad analizzarsi, con l'unico risultato di acuire

la sofferenza. Tu sei gli dèi che ti abitano, non la tua storia particolare.
(*Fabrizio sobbalza*)

FABRIZIO: Come sarebbe a dire "gli dèi"?

T.: Tu stai male perché credi di essere il protagonista della tua vita e ti sforzi di adeguarla al tuo pensiero, ai tuoi modelli, alla tua morale. Tu, però, non ne sei il protagonista: sei un interprete degli dèi che vivono in te. Rabbia, gelosia, paura: sono dèi. Se non sai vederli e ascoltarli, non puoi stare bene.

F.: E quindi come faccio a conoscermi?

T.: Conoscere se stessi vuol dire solo affidarsi alle forze che ci abitano. Che cosa mai dobbiamo temere, se un dio conduce la nostra esistenza?
(*Interviene un'altra paziente, Cinzia*)

C.: Ma allora perché arrivano i disagi?

T.: Il disagio è la cosa migliore che ti possa capitare per cambiare una vita che non funziona. I disagi sono le voci dell'anima, sono gli dèi che si affacciano.

C.: Ma mi fanno stare male!

T.: Non ti fa stare male il disagio in sé, ma l'idea che ti sei fatta del disagio: "Cosa penseranno gli altri? Non credevo proprio accadesse a me... Io non posso essere così!". Non il disagio, ma l'idea va abbandonata, dal momento che i pensieri comuni ti trascinano nel fango. La cosa più importante è percepire il disagio, il dolore, senza commento, guardare senza far intervenire il pensiero. Meno pensi e più vedi. E questo vale per ogni cosa. Se penso a mandare via un disagio, lo cronicizzo. Se rifletto su come risolvere un problema, lo complico. Devi preparare lo sguardo ad accogliere ciò che sta capitando, e basta. In tal modo riattivi l'energia presente dentro di te.

Crediamo di conoscerci, di sapere chi siamo, dove sbagliamo, cosa ci serve. È proprio questo che ci "frega". Più ci ostiniamo ad assomigliare all'immagine che abbiamo in testa, più spegniamo le forze sconosciute che saprebbero guidarci. Di fronte a un disagio prova a non chiederti cosa fare, a non innescare le reazioni scontate, le false soluzioni. Piuttosto osserva: che cosa si sta formando in questo momento dentro di te? Quali sensazioni? Quali immagini o sogni si affacciano al tuo interno? Spesso facciamo l'errore di voler programmare la nostra anima dall'esterno, decidendo a priori cosa è lecito provare, cosa è giusto, come dovremmo comportarci. Limitati invece a osservare e il cambiamento si attuerà da solo. Ogni giorno accade qualcosa. Ogni giorno porta con sé una porzione di felicità: solo se la vedi e la riconosci, puoi gustarla pienamente.

L'incontro con gli dèi ci cambia la vita

"Come ti chiami?"

"Massimo..."

"Raffaele..."

Questo è l'incontro.

In realtà, quando incontriamo qualcuno, scatta sempre un retro-pensiero: "E adesso cosa mi dirà? Ma cosa c'entra lui con il resto della mia vita? Ma dove vorrà andare? Però, se lo frequento, magari la mia vita migliora...".

Niente di più sbagliato. L'incontro è l'incontro! Senza calcoli, previsioni, commenti.

Questo cambia la vita.

Quando noi incontriamo qualcuno, di solito preferiamo recitare un personaggio: ma il vero incontro, invece, richiede di lasciare le cose come stanno: la dolcezza, la rabbia, la tristezza, la serenità, il dolore, la paura. Lo sguardo si posa sul mondo interno e tra te e il mondo interno accade la cosa più importante: l'incontro!

"Come ti chiami?"

"Michela."

"Dici le preghiere?"

"Sì." Quindi Michela riconosce di sé un lato che prega.

"Rubare? Ti viene voglia di rubare?"

"No!" Rubare non le viene voglia...

"Arrabbiarsi furiosamente? C'è posto per questo?"

"Faccio fatica." Fa fatica! Prima ha detto "non c'è posto". Adesso ha detto "faccio fatica". Mi soffermo sulle sue parole... Allora capisco che per quella che prega c'è posto, per quella che ruba non c'è posto. Quella che s'incavola da morire "fa fatica" a trovar spazio...

Noi passiamo la vita a cercare di assomigliare agli altri e così non siamo veramente niente. E, prima o poi, o viene fuori il lato oscuro e ci salva sovvertendo tutto, oppure ci spegniamo definitivamente.

"Per quella tenera e dolce a cui piacciono le carezze c'è posto?"

"Sì."

"Per quella a cui piacciono le donne?"

"No."

"Per quella che si porterebbe a letto trenta uomini in una sera?"

"No, no! Un po' troppi!"

"Cinque?"

"Hmmmmm..."

"Per quella che pensa e ragiona?"

"Sì."

Questo è un appello! È fare un appello.

Adesso proviamo a vedere l'appello in un modo un po' più ampio. Gli antichi conoscevano bene questo processo. Quando gli veniva voglia di rubare, dicevano: "È venuto a trovarmi Ermes, il dio dei ladri!". Quando avevano voglia di fare l'amore in modo passionale, dicevano che era arrivata Venere. E quando la rabbia saliva e dovevano andare in guerra, si tatuavano con i colori del dio della guerra, Ares o Marte che fosse.

Gli antichi erano consapevoli che le sofferenze sono la manifestazione di una divinità e svolgono una funzione. Non pensavano che l'ira, la gelosia, l'invidia fossero cose negative. Erano gli dèi che si affacciavano. Certo, bisogna stare attenti: troppa ira ti può portare in galera, ma non la condannavano per se stessa, perché dopotutto era divina! Gli dèi greci infatti avevano tutti una caratteristica molto importante: non erano etici. O meglio, lo erano, ma di un'etica non moralistica e portavano con sé i vizi degli uomini, quindi rendevano grandi gli uomini. Erano gelosi, possessivi, avidi, ironici.

Noi invece pensiamo che le cose che non ci piacciono di noi stessi siano "brutte cose", qualcosa di infernale. A tale proposito lo psicologo americano Sheldon B. Kopp scrive:

> Se fuggiamo il male in noi stessi, lo facciamo a nostro rischio e pericolo. Tutto il male costituisce una vitalità potenziale che necessita di una trasformazione. Vivere senza il potenziale creativo della nostra distruttività significa essere un angelo di cartone.[33]

Gli antichi amavano le loro "brutte" emozioni, i loro "peccati", che li facevano sentire uniti agli dèi. Per noi invece invidia, lussuria, rabbia sono figlie del demonio, del male, di un dio inferiore. Questo ha creato una spaccatura interna di cui stentiamo a liberarci. Siamo sempre in bilico tra il bene e il male. E il male non lo vogliamo in noi: così lo proiettiamo sugli altri. Scrive Jung:

> L'inconscio di un individuo si proietta sempre sugli altri, ossia noi rinfacciamo agli altri ciò che vediamo in noi stessi. Questo principio è di una validità così generale da far riflettere: tutte le volte che si ha qualcosa da rimproverare a qualcuno, si farebbe bene ad aspettare un momento e a chiedersi con scrupolo che cosa significa per noi ciò che stiamo per rimproverare a un altro.[34]

Proprio per questo abbiamo, solo in Italia, cinque milioni di depressi e dodici milioni di consumatori di psicofarmaci. È una follia. Perché mai consumare così tanti farmaci?

È necessario allora che conosciamo queste forze interne, le accogliamo e le percepiamo, per vedere dove ci portano.

In base allo spazio che tu concedi agli dèi e alle forze che ti abitano, puoi conoscere o meno te stesso. Ma, attenzione,

[33] Sheldon B. Kopp, *Se incontri il Buddha uccidilo: il pellegrinaggio del paziente nella psicoterapia*, Astrolabio, Roma 1975, p. 101.

[34] Carl Gustav Jung, *Civiltà in transizione: il periodo tra le due guerre*, in *Opere*, vol. X, Bollati Boringhieri, Torino 1985, p. 24.

il vero "te stesso" non è quello razionale, quello che vuole capire, ma consiste di una serie di forze intorno a un nucleo... e molto spesso queste forze hanno dei percorsi che ci sorprendono.

Con gli dèi la vita torna a essere una magia

Dottore, chi l'avrebbe detto! Ero a casa di un mio amico, ho visto su una mensola dei soldi di cui non si era accorto e di nascosto glieli ho presi! Dottore, ma che razza di persona sono?

Bisogna fare come gli antichi, che avevano una visione delle cose più concreta. Avrebbero detto che, attraverso di te, è sceso in campo Ermes! Tutti possiamo rubare. Tutti! È il riconoscimento di stati interiori imprevedibili che conta. Qualcosa che dal profondo arriva a sconvolgere i tuoi piani da persona perbene, a farti conoscere lati imprevedibili di te stesso...

Una mamma mi dice: "Il mio bambino dice le bugie. Dottore, c'è qualcosa che non va!". Non capisce che il bambino, mentendo, sta sviluppando il lato ermetico (vale a dire derivato da Ermes), quindi sta sviluppando meglio l'intelligenza. Se un bambino non dice le bugie, allora ti devi preoccupare. I bambini credono alle favole perché attivano le funzioni cerebrali della magia, che noi accendiamo a sprazzi, quando ci innamoriamo o in certi momenti estemporanei nei quali, senza sapere come, facciamo la cosa giusta che ci salva.

Mi ricordo di una signora che veniva ai gruppi del giovedì cui era rimasta impressa una frase: "La cosa importante è... cedere". Questa signora, di tutte le cose che dicevo, aveva fatto sua questa parola: cedere. Un giorno è in macchina a centoquaranta all'ora e un camion davanti a lei perde un cerchione, che le si infila sotto la macchina, facendola sbandare e girare su se stessa. La signora cosa fa? Le viene in mente questa parola: cedere. A posteriori mi racconterà: "Dottore, ero una palla che rotolava... Non mi sono detta niente se non di cedere, di lasciarmi andare... e in quell'atteggiamento non c'era dolore né niente". È uscita dalla macchina senza un graffio. La macchina, distrutta. Lei aveva fatto suo non un sistema mentale, ma una funzione da attivare in quel momento: "Quando cadi, quando perdi il controllo, quando non sai più cosa fare... ricordati di cedere". Se resisti ti fai molto male, ti puoi spezzare. Di contro, il cervello sa quando è il momento di farci diventare "flessibili". Dentro di noi c'è qualcosa che sa molte più cose di noi; questa sapienza non corrisponde alle nostre idee, ma a leggi interne molto differenti.

I bambini sono maestri in questo: rubano, si arrabbiano, sputano, aggrediscono, piangono, ridono, giocano, si disperano, non gli interessa "capire"! Come faccio a conoscermi se voglio "capirmi", se continuo a dirmi come devo o non devo essere? Non posso conoscermi, ho già deciso come devo essere. Allora, qualsiasi pensiero ti viene, prova a spostare l'attenzione sul percepire. Io voglio percepire, ascoltare, non voglio dirigere, ma ascoltare cosa c'è dentro di me... adesso!

Cosa c'è dentro di me? Chiudo gli occhi e provo a percepire. Cosa c'è? Rabbia? Rabbia e basta? Dolore? Per qualcosa o senza motivo? Ecco, una buona rabbia e un buon dolore devono essere senza motivo.

Se c'è un motivo non c'è posto per il dio. È Ares che s'arrabbia, è Marte, non io! Io mi arrabbio per un motivo, lui s'arrabbia e basta! Io piango per un motivo, lui piange e basta. Questo è iniziare a stare in campo. Abbiamo acquisito il vizio mentale di rivolgerci alla spiegazione e non alla percezione.

La realtà è che noi siamo popolati internamente da forze. Sono forze misteriose, che più di tanto non possiamo conoscere, ma con cui dobbiamo imparare a convivere, altrimenti ci travolgono.

Contano solo le decisioni dell'anima

Il primo mistero della vita qual è? La fecondazione e l'annidamento nell'utero.

Fateci caso, l'embrione si comporta come un vampiro, succhia la vita alla madre, succhia ed elimina. Tutta la nostra vita è mangiare ed eliminare, sul piano mentale è lo stesso, mangiamo le cose che abbiamo imparato, le relazioni, i ricordi... Mangiamo.

Mangiamo anche i rapporti che non ci interessano. Quanti anni passiamo vivendo rapporti superficiali, limitati! Siccome però la nostra attenzione è tutta concentrata in quel punto, e non vediamo altro, allora un bel giorno alle sei e dieci, non sappiamo perché, cominciamo a litigare con chi ci sta a fianco. Apparentemente, la nostra rabbia è legata al rapporto che abbiamo; in realtà, è una forza che abita dentro di noi e sente che è il momento per emergere.

Gli antichi non avrebbero detto mai: "Mi sono arrabbiato", ma invece: "Marte è entrato dentro di me, mi ha acceso e adesso se ne è andato". La stessa cosa con l'amore: "Venere è entrata dentro di me, ha scatenato l'amore e adesso se ne è andata. Chissà quando tornerà...". Noi invece ragioniamo così: "Mi sono arrabbiata con lui", perché mi ha fatto questo, questo e quest'altro.

Il problema è che tu ti sei identificato non con il processo dentro di te, ma con l'idea che ti sei fatto della vita: quindi non sta decidendo l'anima, stai decidendo tu, e fai confusione.

Io una sera desideravo Giovanni da matti, ma mi sono detta: "Non posso rovinare il rapporto con mio marito per una follia". E allora ho cominciato: "Non ci vado... ma sì, ci vado... ma no... ma sì... no". Dopo otto mesi, ci sono andata e non mi è piaciuto.

Ma non ti è venuto in mente che Eros voleva manifestarsi proprio quella sera, in quel preciso momento? Questo vale sempre: l'impulso sgorga spontaneo dall'interiorità. Attraverso una decisione imprevista, l'anima ti stacca dalla tua identità abituale. Infatti, quando ti innamori, a cosa ti serve l'innamoramento, qual è la funzione dell'eros? A preparare il tuo sviluppo successivo, non certo il tuo matrimonio!

Invece noi continuiamo a personalizzare le nostre forze. In realtà dobbiamo renderci stranieri a loro, perché quando la rabbia arriva, se tu l'accogli e la guardi, la rabbia farà quello che va fatto. Ci arrabbiamo perché serve, non a caso.

Ma perché poi rimangono dei sensi di colpa?

Perché abbiamo fantasticato di tenere noi stessi al guinzaglio, come dei cani. Non siamo abituati ad ascoltare le emozioni senza trattenerle, per esempio la rabbia, abbiamo paura che ci sfuggano di mano. Ecco perché ci serve il senso di colpa: è un guinzaglio perfetto per tenerci a freno.

Allora quando il rimorso si affaccia, bisogna guardarlo bene: ci accorgeremo, per esempio, che è sempre legato al passato: "Io, tempo fa, ho fatto questo e quest'altro...". Ma come posso colpevolizzarmi per uno schiaffo dato tre mesi fa, se io oggi non sono più quello di allora? Colui che ha compiuto quel gesto, che ha avuto quel pensiero, non è lo stesso che è qui adesso.

E soprattutto, se mi faccio irretire dal senso di colpa, finisco per non percepire il mio-esserci-qui-adesso, e non lascio affiorare gli dèi... No, bisogna impedire che succeda! Se invece mi do la possibilità di percepire il mondo interno "senza guinzaglio", questo potrà rivelarmi che cosa sto provando veramente; così, se adesso provo freddezza nei tuoi confronti e io lo percepisco, posso dirmi: "To', guarda, dentro di me c'è il gelo".

Così prendo consapevolezza di una forza, di un'energia al mio interno... Esiste una dea del gelo? C'è, eccome! Gli antichi avevano ben chiara l'esistenza di queste forze primordiali, e della loro natura: non pensavano affatto che la divinità fosse "buona", come nel Cristianesimo, avevano una visione molto più allargata della nostra! Gli dèi erano come noi: s'infuriavano, facevano l'amore, erano gelosi e non avevano in mente un mondo migliore. Lo volevano così com'è, con la pace e con la guerra, non lo volevano diverso! In realtà tutte le volte che gli uomini hanno cercato di diventare migliori, di creare un mondo migliore, hanno fatto il peggio che potessero fare. Come scrive Dostoevskij:

> Quanto più avevo coscienza del bene e di tutte quelle tali cose "belle e sublimi", tanto più affondavo nel mio fango e tanto più ero disposto a metterci le radici.[35]

[35] Fëdor Dostoevskij, *Ricordi dal sottosuolo*, Rizzoli, Milano 1975, pp. 25-26.

Solo i disagi fanno crescere l'anima

Quanta anima bisogna far entrare in noi tutti i giorni? E se dovessimo introdurla "goccia a goccia", come direbbero gli alchimisti?

Una cosa è certa: per maturare dobbiamo far crescere l'anima, e crescere ancora una volta non significa "migliorare", bensì "svilupparsi", come un seme che, spaccando l'involucro, sviluppa in giù le radici e in su il germoglio. Come scrive il poeta e scrittore americano M.C. Richards, "le potenzialità della crescita sono contenute nel seme, come forze di vita misteriose".[36]

Proprio così, la crescita dell'anima avviene sempre sia verso l'alto sia verso il basso, come quella di un albero, con rami e radici. Solo così è una buona crescita: sarebbe pericolosissimo crescere solo verso l'alto. Le grandi piante hanno sempre grandi radici che affondano nella terra: piccole radici vuol dire piccole piante.

Quindi "fare anima" cosa significa? "Ramificarsi" nella vita di tutti i giorni, ma soprattutto "radicarsi" nella profondità di noi stessi e quindi... incontrare i propri demoni.

Il demone è un dio più forte di te, più grande di te, è un dio "acerbo", che deve ancora maturare... Prova a pensare, allora, che i tuoi demoni ti guardino e dicano: "Oggi come ti vestiresti per noi? Che vestito ti metteresti? Che biancheria intima? Che modo di andare in giro? Che cibo mangeresti? Che bevande? Che profumo?". Questo vogliono i demoni! Non vogliono che noi decidiamo. Vogliono essere ascoltati, annusati, cercati e allora si entra nella casa dell'anima e lì l'anima può crescere...

E quando arrivano i demoni? Quando siamo immersi nel disagio, non prima. Il disagio è necessario, ci chiama, ma, attenzione, deve durare poco. Serve a rompere la monotonia, la prevedibilità.

Il disagio ti fa sempre vedere i due lati di te stesso, i due personaggi che vivono in te: uno che crede di essere libero,

[36] Cit. in J.S. Bolen, *op. cit.*, p. 13.

ed è in genere il più stupido, e un altro che viene invaso dal disagio, dal dio o, se preferite, dal demone. Ecco, questa invasione è sempre la preparazione di una nuova tappa della vita, di una goccia d'anima che entra. Io, personalmente, quando passa un po' di tempo e non ho alcun disagio, mi preoccupo. L'arrivo del dio rompe la banalità, gli dèi non sanno che farsene della fidanzata o della donna sposata o della madre di famiglia: preferiscono una che una mattina si sveglia e non sta più nei codici strutturati.

Quando ti capita di fare qualcosa di cui non ti credevi capace, quello è interessante, lì sei davvero tu, quello è un dio che arriva, è il lato cosmico dell'anima.

La magia del cavaliere nero

Un giorno una paziente mi dice:

> *Ma come, dottore! Io e il mio compagno eravamo già lì, belli tranquilli, fidanzati, le famiglie d'accordo, tutti contenti, pronti al matrimonio, una casa bellissima che ci regalavano i nostri genitori, proprio vicino a loro, con il bosco a fianco... Cosa c'entrava quel cretino che mi telefona e mi dice: si ricorda quella sera che l'ho vista e... Avrò detto di no in mille modi, poi ci sono finita a letto ed è cambiato tutto. Mentre facevamo i preparativi per questo matrimonio bellissimo, io non vedevo l'ora di portarmi a letto quell'altro. E andavo avanti a organizzare tutto, andavo avanti perché, tanto, la mia gioia era andare a letto con lui, non avevo altro nella testa... Poi, quando sono arrivata a un passo dal matrimonio, quest'uomo mi ha detto: "Basta, sono stufo". E io intanto stavo per sposarmi. E mi sono detta: "Stufo lui, stufa anch'io". Non l'ho più visto ed è saltato tutto. Anche il matrimonio.*

Pensate che vita avrebbe fatto la mia paziente se non avesse incontrato quell'uomo! Pensate che donna sarebbe stata! La "figlia-abortiva" (perché la sua anima sarebbe abortita) di una grande famiglia senza significato, dove tutti ripetevano lo stesso standard, tutti belli, tutti a pranzo insieme la domenica, come dei manichini, dei robot, degli automi... Allora, in casi come questo, devi ringraziare i demoni che arrivano.

Il prete da cui lei andava (si tratta di una donna molto cattolica) le ha detto: "Questa è una prova da superare, perché il grande amore vince tutte le prove. Con il suo futuro marito vi siete promessi. Queste sono prove. Se lei le supera, sarà amore per sempre".

Io allora non ho commentato, ma tra me e me pensavo: "Come fa a esserci amore senza Eros?". È una follia. E allora chi provvederà a te? Chi ti salva in casi del genere? La donna di tutte le donne, Eva, presente oggi come allora. E vuoi che la donna che ti crea non si occupi di te? Ma non vuole fare di te una donna incompleta, bada bene, vuole una donna vera...

Eva ti avvisa dei mattoni sbagliati con cui stai costruendo la tua vita: cioè le decisioni che pensi di dover prendere in merito a ciò che ti capita dentro.

La cosa da fare, invece, è proprio non decidere, non avere niente da dirsi, ascoltare i disagi silenziosamente e considerarli come doni che arrivano per essere guardati. Se tentiamo di manipolarli, tutto diventerà molto doloroso.

Il problema del mondo attuale è soprattutto quello di aver perso una vena rituale, irreale, immaginaria. Abbiamo perso, come scrive Hillman, la "capacità di percepire l'aspetto mitico, enigmatico in ogni momento della vita".[37] Ci sembra che la magia non esista più, per questo diamo una lettura scolastica e restrittiva dei disagi e delle malattie. Non è una magia che mentre il matrimonio di questa donna sta per realizzarsi, arrivi un uomo di cui lei si innamora che poi le dice addio e la spinge a distruggere tutto? È una grande magia!

Si potrebbe raccontarla come una fiaba: "C'era una volta una principessa... ma, all'improvviso, ecco arrivare un cavaliere nero che distrugge e manda all'aria tutto: il matrimonio, il castello... e le dice: 'Adesso sei libera, principessa... vai!'". Non è una magia che arrivino certi pensieri?

[37] James Hillman, *Intervista su amore, anima e psiche*, Laterza, Bari 1983, p. 84.

Seconda parte

Esercizi di autoguarigione

8

L'autoguarigione e le malattie psicosomatiche

Sono profondamente convinto che non esistano malattie della mente distinguibili dalle malattie del corpo: se l'individuo è un evento unico, anche il suo modo di ammalarsi, guarire e vivere si rifarà a questo principio unitario. Di conseguenza il concetto di autoguarigione affrontato in questo libro non riguarda solamente i cosiddetti disturbi psichici (come ansia, panico o depressione) ma interessa anche patologie ben "radicate" nel corpo (quali per esempio tachicardia, asma, eczema, ipertensione e colite). Tra mente e corpo non c'è nessuna differenza, sono fatti della stessa sostanza, solamente di densità diversa. E quando a parlare è la "carne" dell'individuo, significa soltanto che il disagio si esprime "meglio" sul versante organico; ma si tratta solo della punta di un iceberg: la malattia interessa sempre l'individuo nella sua interezza.

Per esempio, quando in noi – per un motivo qualsiasi – affiora la rabbia, tutto il corpo è "arrabbiato": ci sentiamo esplodere, i muscoli della schiena sono contratti, gli occhi iniettati di sangue, la pressione sale, i pensieri si fanno minacciosi, facciamo sogni incandescenti e ci esprimiamo con parole di fuoco... tutto quanto insieme. Anche se ne cogliamo solo alcune manifestazioni, la rabbia ci permea totalmente. Potrà poi esplodere e scaricarsi attraverso una bella urlata, oppure annidarsi silenziosa nella mente sino a trasformarsi in un comportamento aggressivo patologico, o "condensarsi" nello stomaco fino a ulcerarlo, o ancora scegliere la via della pelle, infiammando il volto e assumendo l'aspetto di un eritema...

Noi siamo semplicemente il palco di un teatro, dove l'intelligenza misteriosa che guida la nostra esistenza sceglie l'interprete di volta in volta più adatto a raccontare le emozioni che proviamo, le tensioni, le contraddizioni in atto dentro di noi. A volte si esprimeranno con un tic nervoso, altre con un mal di pancia o un deficit di attenzione, in un altro caso sarà la rinite a raccontare quanto sta accadendo dentro di noi...

Le patologie "servono" proprio a esprimere un malessere, a richiamare la nostra attenzione su noi stessi, a trasformarci. E quando finalmente si prospetta una via d'uscita, quando la malattia ha svolto la sua funzione, ecco arrivare la guarigione. Come scrive Groddeck:

> Occorre che l'uomo abbia fiducia in se stesso, occorre che egli confidi sulla forza della natura umana. In essa si trovano nascosti molti farmaci e medicine; anzi se si osservano più attentamente le cose, lo stato patologico non è nient'altro che un processo di guarigione.[38]

Il corpo si racconta attraverso i disturbi, che sono la voce di un disagio sotterraneo, di cui la coscienza non si accorge. Il mio lavoro mi ha insegnato che una guarigione, soprattutto da malattie gravi, comporta un cambio di mentalità, un modo più elastico di vedere il mondo, meno rigido.

Naturalmente ogni apparato corporeo avrà un suo modo di ammalarsi e di guarire, così come ha un'espressività, una simbologia caratteristica, un linguaggio: l'ulceroso usa parole corrosive, l'iperteso e il tachicardico si esprimono concitatamente, l'asmatico in un soffio. Si può proprio dire che ogni malattia ha una sua "voce", e sembra proprio che il paziente racconti con il corpo quello che gli sta accadendo, anche se in modo del tutto inconsapevole. Come se venisse "parlato" dalla sua stessa malattia.

Quando la "carne" si fa linguaggio, si esprime così:

[38] G. Groddeck, *op. cit.*, p. 188.

"Il giorno in cui Marco mi ha lasciato, il mio cuore se ne è andato con lui. Con la testa sono ancora qua, ma i sentimenti corrono da lui...". Diagnosi: tachicardia con extrasistole.

"A volte mi sento come una grossa tigre in gabbia... Ne avrei di gente da graffiare!" Diagnosi: prurito con imponenti lesioni da grattamento.

"Io le decisioni di mia moglie non riesco a mandarle giù. Con il risultato che mi sento sempre 'corrodere' dentro." Diagnosi: ulcera gastrica.

"Mia madre mi parla sempre addosso. Si figuri che sento il suo alito, peraltro pesante, entrarmi dentro... È proprio soffocante." Diagnosi: asma bronchiale giovanile.

Giovanni soffre di tremende scariche diarroiche. Dice: "Non sopporto le persone che non usano un linguaggio pulito". Diagnosi: colite cronica.

Anna descrive così il rapporto con il suo mondo emozionale: "Mi riesce difficile esprimere ciò che sento, soprattutto la rabbia... Il risultato è che i miei attacchi di collera mi si calcificano dentro". Diagnosi: calcolosi della colecisti e noduli fibromatosi all'utero.

Marta si descrive così: "La cosa più bella di me è il candore". Diagnosi: vitiligine (zone di depigmentazione cutanea).

Il corpo: ecco come guarisce

Il processo di guarigione scatta quando le "parole della malattia" si traducono in "parole di salute". Il lavoro di uno psicoterapeuta consiste proprio in questo, nel favorire quella voglia di cambiamento che preme dietro ogni patologia. Come scrive ancora Groddeck:

> Lo stato patologico è il tentativo intrapreso dalla vita di adattarsi a condizioni nuove.[39]

E il linguaggio, insieme alle immagini, i sogni, le coincidenze significative sono lo strumento privilegiato per innescare questa svolta. Si tratta di utilizzare parole dal valo-

[39] *Ibid.*

re simbolico, in grado di diventare parole fuori dal tempo, capaci di stimolare l'immaginario, che allarghino i confini e il senso della malattia. In questi casi la parola può funzionare più e meglio di un farmaco.

E il sintomo, che raccontava un disagio altrimenti inesprimibile, svanisce grazie a quel misterioso processo di metamorfosi cui diamo il nome di guarigione.

La pelle e l'identità ritrovata

Di tutti i linguaggi del corpo, quello cutaneo è il più sincero, il più vero, il più autentico. "Rosso di vergogna", "bianco di paura", diciamo già tutto col viso, come quando macchie d'ira paonazze rivelano la rabbia repressa, mentre facciamo buon viso a cattivo gioco. Più recitiamo il personaggio che pensiamo piaccia agli altri, più diventiamo formali e più la pelle si riempie di macchie che dicono il contrario di quello che vogliamo far credere. Come scrive il dermatologo americano Joseph V. Klauder:

> La psiche esercita maggior influenza sulla pelle che su ogni altro organo ... la pelle è un importantissimo organo rivelatore di emozioni.[40]

Un mio paziente, affetto da una grave forma di psoriasi, era gentile, carino, educato. "Il bravo ragazzo che ogni donna sogna di far sposare alla figlia" diceva sua suocera. Solo che la psoriasi gli riempiva tutto il corpo dal collo in giù. Il viso e le mani erano perfetti, il resto del corpo era "un inferno di macchie psoriasiche". E non è tutto. Sotto il suo aspetto perbene si nascondeva una "belva", che veniva fuori quando si metteva al volante: un semaforo bruciato, una precedenza non rispettata erano l'occasione di insulti e inseguimenti, che spesso finivano in rissa. Non gli bastava andare al pronto soccorso o in qualche commissariato: la volta dopo ricominciava da capo, era più forte di lui.

[40] Cit. in A. Lowen, *op. cit.*, pp. 147-148.

La psoriasi che copriva ogni angolo del suo corpo rivelava, sotto i vestiti, la sua natura focosa, irruente, violenta, mentre il volto raccontava la favola del ragazzo irreprensibile, equilibrato, che non si lascia andare, pronto a soddisfare i bisogni di tutti, altruista e generoso. Lui si voleva così, ma la sua pelle non era d'accordo!

Quando ci forziamo troppo, quando ci allontaniamo dalla nostra vera natura, la pelle parla al posto nostro. Se non ti arrabbi mai, il tessuto cutaneo lo fa al posto tuo... Sotto il vestito il mio paziente covava una grande rabbia e le macchie di psoriasi erano veri e propri tatuaggi di guerra, disegnati dall'anima.

Ma quando individuiamo il tema nascosto della malattia, allora le parole riescono a curare più dei farmaci.

A ogni incontro chiedevo al mio paziente di concentrarsi sull'immagine del guerriero. Gli ho consigliato di immaginare il suo volto pieno di tatuaggi di guerra. Questo piccolo esercizio veniva usato ogni volta che si trovava con persone, per esempio sul lavoro, dove doveva recitare il personaggio gentile e premuroso che si era cucito addosso.

"Ho notato che sono diventato più scorbutico." Più il suo carattere peggiorava e più la psoriasi migliorava. La sua vera natura non aveva più bisogno di esprimersi sulla pelle. La sua identità, il suo carattere, la sua impronta aggressiva trovavano la loro strada nella mente, non aveva più bisogno che, al posto suo, parlasse la pelle.

Pensa meno... e il mal di testa se ne va

Spesso le malattie psicosomatiche ci aiutano a ritrovare la strada, ma dobbiamo imparare a leggere le parole misteriose racchiuse nei sintomi. Ci serve per conoscere la nostra vera profondità.

Quando vogliamo essere forti, dominanti, tenaci, quando il pensiero prende il sopravvento sui nostri veri desideri, arriva il mal di testa. Colpisce le donne che vogliono dirigere la loro femminilità, che vivono il piacere e il desiderio con senso di colpa e che per questo hanno paura di lasciarsi andare. Ascoltate le parole di Giulia (32 anni), che soffre di cefalea da più di cinque anni: "Devo sempre dimostrare che sono io quella con le palle sul lavoro, altrimenti mi scavalcano, mi trattano come un cuscino". Questo doversi mostrare forti, questo contrarre il corpo, controllarne le espressioni e le manifestazioni emotive, produce una rigidità che blocca la spontaneità dell'anima, che è la sua qualità più preziosa. Spontaneità, flessibilità, ciclicità, apertura mentale sono le doti del femminile: sostituite da ostinazione, durezza, efficienza a tutti i costi, perfezionismo, spengono la dolcezza, la tenerezza e soprattutto il desiderio.

Che cos'è il "pulsare" del mal di testa? Sono gli istinti che si ribellano, che reclamano attenzione, che lottano per essere presi in considerazione, accettati. Che cos'è il mal di testa? Una lotta tra vasocontrazione e vasodilatazione, tra una forza che vuole tenere sotto controllo il sangue e i suoi "prodotti" come la passione e il desiderio e un'altra che invece vuole lasciarsi andare, perdere la testa, arrendersi alla vita così com'è. Proprio così. La cefalea colpisce le donne che rimuovono la loro femminilità anteponendo la razionalità all'istinto.

"La cefalea pulsante era espressione di desideri sessuali repressi"[41] scrive Franz Alexander, medico e psicanalista statunitense, citando il caso di una paziente. È proprio quello che è accaduto a Giulia: la sua durezza, il suo ipercontrollo la portavano a vivere in una dimensione innaturale e a soffrire di violenti attacchi di mal di testa quando tornava a casa dall'ufficio e nei weekend. Come è finita? A ogni seduta le facevo chiudere gli occhi e immaginare una donna antica, di altri tempi. Ogni volta che immaginava questa donna, via via il dolore si attenuava, fino a scomparire. Richiamava le forze ancestrali del femminile le quali, se non vengono combattute e rimosse, sono il farmaco più potente che esiste per il corpo e l'anima. Arrendersi alla sua femminilità l'ha portata a lavorare meglio e a essere donna an-

[41] Franz Alexander, *Medicina psicosomatica*, Giunti Barbera, Firenze 1977, p. 140.

che sul lavoro. Nel suo caso il mal di testa se ne è andato completamente e non è più tornato.

Comprendere i nostri sintomi è avvicinarsi al centro di noi stessi.

La colite e il bisogno di pulizia interiore

Più il perfezionismo è forte, più il bisogno di essere perfetti si insinua dentro la mente, maggiore è il senso dell'ordine, della purezza, della pulizia, tanto più compensiamo tutto questo con l'organo che ci ricorda il nostro essere uomini e donne della terra, del fango, della materia. Ed ecco la colite, che è un vero e proprio richiamo della nostra anima, che vuole portare l'attenzione sul nostro lato carnale, sul nostro bisogno di scendere in basso, dove gli istinti sono forti come la natura, che vive nella materia.

Ricordo un mio paziente che soffriva a periodi alterni di attacchi di colite, che lo portavano ad avere 15-20 scariche diarroiche al giorno. Marco (40 anni) passava il tempo a studiare la filosofia mistica orientale, sforzandosi di essere un uomo puro, libero dai richiami terreni. Sognava nel suo intimo di essere sempre più spirituale, buono, accondiscendente con gli altri. Le scariche diarroiche lo costringevano a "fare i conti" con le feci, con quella che lui chiamava la "parte sporca di sé". Ma in natura il basso e l'alto, lo sporco e il pulito convivono... C'erano due cose nella sua vita che detestava: i pensieri invadenti, ossessivi a sfondo sessuale e il dover correre in bagno a combattere la "forza dirompente" dell'intestino. Mentre cercava la purezza assoluta, la bontà, la santità del mistico, il suo corpo lo portava a vivere esattamente il contrario, come del resto la sua mente, che constatava la presenza di "pensieri sessuali sporchi", di cui Marco non tollerava la presenza nella sua interiorità.

Quando è guarito dalla colite? Quando ha accettato che in lui abitavano sentimenti di segno opposto, non convenzionali, quando ha accolto quelle "fantasie sporche" che per lui erano il nemico e che invece lo portavano a liberarsi da una visione unilaterale, dalla fantasia di una perfezione senza il male. Perché l'intestino rappresenta le nostre radici, e, mentre assorbe il nutrimento, la vita, dai cibi che mangiamo, contemporaneamente scarica con le feci l'energia che non assorbe.

Victor Hugo, nel suo capolavoro *I miserabili*, ci ricorda che c'è una forte analogia tra le fogne, dove vive la "materia marcia" del mondo, e la sporcizia morale... Chi soffre cronicamente di colite, e in particolare di colite ulcerosa, non accetta lo sporco che lo abita, i pensieri ingombranti che lo invadono.

E se ne colpevolizza. Si colpevolizza e si punisce del suo lato istintuale, per la paura di non saperlo controllare e per l'angoscia di non essere perfetto.

Quante volte agli esami di scuola è venuto a trovarci un attacco di colite? Perché avevamo paura di non essere all'altezza, di non essere abbastanza bravi, ci colpevolizzavamo di non aver studiato abbastanza.

Proprio a tale proposito G.W. Wilson, dell'Istituto di psicoanalisi di Chicago, scriveva:

> Grande ed eccessiva coscienziosità, senso di dipendenza, ipersensibilità, ansietà, senso di colpa e risentimento sono le tendenze emotive più comuni fra i malati di colite.[42]

Chi soffre di colite, insomma, colpevolizza proprio il suo lato oscuro, il suo lato infernale, la sua naturalezza. Con le scariche diarroiche vuol "ripulirsi", come per cercare di espellere quello che imbarazza i suoi codici moralistici.

Ma noi siamo autentici solo quando accettiamo tutta l'ombra, tutto l'inferno e tutta la luce che possediamo. La colite ci insegna che avere cura di noi significa prima di tutto accettare quello che ci sembra ripugnante, che non ci piace e contrasta con la nostra immagine idealizzata. Questo vuole dirci l'intestino coi suoi sintomi, che ci sembrano sgradevoli, ma che in realtà sono messaggi per integrare gli opposti che ci appartengono.

[42] Cit. in F. Alexander, *op. cit.* p. 104.

L'eros si sblocca e la cistite se ne va

Molte volte i nostri disturbi sono voci e desideri inascoltati dell'anima: dobbiamo ricordarcelo.

Annamaria (38 anni) soffre di attacchi di cistite emorragica. Si è sottoposta a tutte le analisi possibili e a cure ripetute, ma non ha ottenuto alcun risultato. E così è venuta a trovarmi, quando il suo medico le ha detto che poteva trattarsi di un disturbo psicosomatico. Delle cose che mi ha raccontato, una mi ha colpito. Quando raggiungeva l'orgasmo, durante l'eccitazione, perdeva gocce di urina, cosa di cui si vergognava tantissimo. Pensava si trattasse di incontinenza e si era fatta vedere da molti specialisti. Le era stata anche inserita una cannula nell'uretra per bloccare il disturbo: niente da fare. A ogni orgasmo la pipì scorreva sempre più copiosa, con grande senso di colpa e di vergogna. Così cercava di evitare il sesso, oppure faceva l'amore sempre in tensione, controllata, per paura che il partner si accorgesse delle perdite urinarie. Via via che l'eros andava bloccandosi, la cistite si presentava con dolori sempre più lancinanti e successivamente con perdite emorragiche. Gli psichiatri statunitensi Smith Ely Jelliffe e Karl Augustus Menninger, a proposito di un caso analogo, hanno scritto:

> La minzione ripetuta era l'unica valvola di sfogo concessa ai desideri sessuali che risultavano in ogni altro senso insoddisfatti.[43]

Una femminilità prorompente si era trasformata in una malattia. Nessuno le aveva detto che questo era un fenomeno naturale in molte donne, anzi che la sua femminilità, aprendo le porte alle acque gialle del rene, rivelava una forza che era caratteristica delle donne primordiali, antiche, come accadeva ad alcune dee del passato. Quello che lei chiamava un difetto era una voce profonda arcaica della sua femminilità, insomma una sua prerogativa.

L'ho invitata a leggere libri sul modo di amare delle don-

[43] "Riza Psicosomatica", n. 25, 1983, p. 24.

ne di altri tempi. Come sempre accade, quando la nostra consapevolezza si allarga, capitano anche situazioni a nostro favore. L'anima trova le sue soluzioni. E così le è capitato di incontrare un partner che amava, come del resto molti uomini, questa sua caratteristica molto eccitante, e ogni disturbo si è dileguato. Da allora orgasmo e acquaticità si sono fusi in una sola cosa e Annamaria è diventata una vera e propria Venere. La sua sessualità ora si è fatta più spontanea e appagante, e la cistite emorragica è scomparsa.

Spesso la mente comune scambia per disturbi le qualità della nostra anima e i desideri si trasformano in disagi e malattie.

Per fortuna di Annamaria non è stato così.

La passività riequilibra la pressione

Un vecchio medico svizzero, amico di Jung, faceva eseguire questo esercizio agli ipertesi. Si poneva alle loro spalle e li invitava a lasciarsi cadere all'indietro. I pazienti dovevano fidarsi di lui e abbandonarsi: le sue braccia li avrebbero accolti.

Naturalmente la loro fiducia all'inizio era piuttosto scarsa: molti si voltavano, altri si lasciavano andare solo per pochi centimetri. Quasi nessuno cadeva fino a rischiare di sbattere contro il pavimento, fidando che le mani del medico lo avrebbero "salvato".

Questa tecnica è stata ripresa dalla bioenergetica e molti terapeuti si sono accorti che a mano a mano che una persona ipertesa imparava ad abbandonarsi, l'ipertensione migliorava, fino a guarire. Avevano colto l'essenza di una patologia legata al controllo esagerato delle emozioni, dei sentimenti, degli affetti e dell'aggressività. A proposito di quest'ultima, Alexander conferma che "l'inibizione cronica di impulsi aggressivi... esercita un'influenza notevole sul livello della pressione del sangue".[44]

[44] F. Alexander, *op. cit.*, p. 131.

Molti degli ipertesi riferiscono che, anche durante l'amore, sono controllati a tal punto che, quando finiscono, la prima cosa che fanno è alzarsi e tornare attivi: temono la passività e questo li porta a essere dominatori del mondo istintuale.

Lo stress è la causa principale di questo disturbo, da combattere anche con lo sport, che evita il superaffollamento di pensieri di cui soffrono gli ipertesi. Certo, conta molto anche l'alimentazione: mai un'epoca ha abusato così tanto del sale come la nostra. Ma più di tutto serve imparare a scaricare le emozioni, a smetterla di dominare e di dominarsi.

Come sempre, i disturbi psicosomatici indicano come utilizzare le energie che reprimiamo. In questo caso, accettare la propria fragilità può essere di grande aiuto. Anche coltivare i lati più sensibili del proprio carattere, il bisogno di tenerezza e di fiducia nelle persone che amiamo sono antidoti importanti per guarire.

E poi? Imparare a "perdere la testa" serve a evitare quell'eccessivo bisogno di controllo che rischia di ostacolare il nostro metabolismo, la circolazione di quel sangue, che è il fluido che racchiude dentro di sé tutte le nostre forze istintuali, ma anche la coscienza e la consapevolezza. È l'afflusso di sangue nelle parti basse che ci dà il piacere ed è l'afflusso nelle parti alte, nel cervello, che ci dà la coscienza, la percezione di essere nel mondo.

Questi due mondi, istinti e coscienza, possono e devono andare d'accordo. Quando lo si impara, la pressione alta se ne va.

9
L'autoguarigione e i disagi psichici

Quando incontro Elena, incinta al sesto mese, penso alla creazione che rivive in lei. La gravidanza si svolge prima di tutto e soprattutto nel cervello: la pancia, l'utero ricco di liquido amniotico, la placenta e il feto sono solo la "materia" del processo. È il cervello che, percorso da un'energia gravidica, sta portando avanti lo sviluppo fetale. Non è Elena la madre del bambino che ha in grembo, ma è la maternità stessa del mondo. Così la fecondazione e il parto sono "atti" di quella saggezza invisibile che è l'eterno femminino.

La madre del mondo – direbbero gli antichi – sta facendo, attraverso Elena, la gravidanza... Gli alchimisti adoravano parlare di "una sola cosa", vale a dire che tutto ciò che accade in natura, negli esseri viventi, è la manifestazione di un solo processo. "Non sei tu a essere gravida, ma è la gravidanza del mondo che si fa in te": queste sono le parole che portano all'essere cosmico, di cui siamo i corpi, la materia, le sostanze, la coscienza...

Se ragioniamo in questo modo sulle cose, la nostra vita non sarà più così autocentrata, com'è oggi per la maggior parte delle persone.

Ettore (50 anni) mi racconta, colpevolizzandosi, dei suoi desideri sessuali irresistibili: "Non sono mai in pace, ogni donna che incontro, se è carina, la devo portare a letto. Quasi sempre ci riesco. Non posso fare a meno di soddisfare questi impulsi. Eppure la mia vita lavorativa funziona, sono soddisfatto, ho raggiunto il punto più alto nella mia carriera. Sono stimato e invidiato da tutti, ma non sono mai tranquillo: gli impulsi erotici sono sempre in agguato". Ogni sera sono di nuovo pronti a manifestarsi, ogni donna è l'oggetto del desiderio. Ettore, che è vincente sul lavoro, che controlla tutto, che domina da protagonista la scena, si sente invaso dall'eros, che gli impedisce relazioni stabili. Vive tra un'amante e l'altra, in preda ai sensi di colpa, sempre con una sensazione di instabilità, di non essere in grado di domare queste forze occulte.

"Ogni giorno mi dico che non devo farmi travolgere dalla droga del sesso" mi dice "eppure ci ricasco. Finisco per telefonare a una delle mie amanti e ci vado a letto. Poi mi sento in colpa."

Anni di analisi non erano serviti a Ettore: la sua anima doveva vivere quegli impulsi, percepirli, sentirne la presenza e accoglierli.

Il mio lavoro mi ha insegnato che l'irrompere di una forza sconosciuta e incontrollabile viene da lontano e, come tale, non possiamo osservarla con uno sguardo banale.

C'è un "altrove" dentro di noi, lo stesso del "cervello gravidico": nelle donne incinte si manifesta con lo sviluppo fetale, ma si manifesta in ognuno di noi in altri modi, producendo desideri, sintomi, pensieri inconfessabili, sentimenti inattesi. Poiché tutto quello che accade in questo "altrove" non segue i nostri criteri, ci vuole un altro sguardo per essere sulla sua lunghezza d'onda e un altro modo di essere per avvicinarsi alle leggi cosmiche che ci abitano. Sono proprio queste leggi cosmiche il principio dell'autoguarigione.

Capire che non sei tu il protagonista, che non dipende da te il presentarsi di certi impulsi, come non dipende dall'Io di una donna lo sviluppo del feto, significa entrare in un altro sapere, un "vivente sapere"[45] avrebbe detto

45 Walter Friedrich Otto, *Theophania: lo spirito della religione greca antica*, Il Melangolo, Genova 1996, p. 83.

Walter Friedrich Otto, che non ricerca le cause, che rinuncia alle spiegazioni, ma è centrato sullo stupore e sull'altrove.

I greci avrebbero detto a Ettore: ascolta Eros, il signore del mondo che mette a tua disposizione le sue qualità divine. Ascolta! Non risolvere, non spiegare, non capire. Un dio viene a trovarti e vuole sconvolgere la tua vita: si manifesta sotto il travestimento di impulsi irresistibili...

Chi conosce il mio lavoro sa che, di fronte alla comparsa di qualsiasi disagio, io raccomando per prima cosa l'accoglienza, la resa. Non mi interessa sapere se il papà di Ettore lo ha frustrato sul piano erotico, oppure, come gli ha detto la sua analista, se i suoi impulsi incontrollabili "nascondono l'impotenza" o sono "una reazione alla tanto temuta omosessualità". Io prendo atto che esistono, che arrivano, che sono più forti di lui, che vengono da un territorio sconosciuto, da qualcosa che vive "altrove".

La quiete e la beatitudine le ottiene solo chi lascia spazio agli dèi. Queste forze oscure la sanno più lunga di noi, del nostro piccolo Io. Irrompono perché manca qualcosa alla nostra esistenza, anche quando si raggiunge il successo, come Ettore, oppure perché servono alla nostra natura più profonda per portare avanti il suo sviluppo.

Questi "signori sconosciuti" non si possono chiudere fuori dalla porta, né possono essere dominati, cancellati, sublimati. Vanno accolti, in particolare quando si presentano sotto forma di impulsi.

Ettore custodisce un segreto, cioè un dio. Sì, perché gli dèi adorano creare un altro essere dentro di noi, che accompagni quello conosciuto. Infatti, come ricorda Krishnamurti, ciò che conosciamo di noi è già morto non appena si manifesta:

> ... e la libertà da ciò che è conosciuto si può avere solamente quando ogni giorno si muore a ciò che è conosciuto, ai colpi, alle adulazioni, a tutte le immagini che avete creato, a tutte le vostre esperienze ... morire ogni giorno dimodoché le stesse cellule del cervello diventino fresche, giovani, innocenti.[46]

[46] Jiddu Krishnamurti, *Libertà dal conosciuto*, Ubaldini, Roma 1973, p. 83.

Gli impulsi che non ci piacciono ci tengono in vita. Perché vengono da territori ignorati dalla coscienza dell'Io, perché non sono governabili a piacimento; sono l'autentico che ci abita e sono l'eterno. Ci vogliono il giusto sguardo, l'ascolto adatto e la percezione corretta per stare con loro.

Quando un demone si affaccia... accoglilo

Psiche si sbaglia e tratta il signore del mondo, Eros, che ogni notte viene a trovarla per farle conoscere l'estasi come un nemico, un mostro da abbattere, da svelare, da annientare. Tutti coloro che vengono in psicoterapia vogliono debellare i loro demoni: così facendo non solo li rendono più forti, ma perdono di vista la loro via, il tao tracciato per ciascuno di noi. A ognuno il suo demone: quando irrompe sotto forma di disagio o di accadimenti prima impensabili, è una benedizione. Ci vuole un'altra percezione, un altro ascolto, un altro modo di stare con se stessi... Ci vuole, prima di tutto, la resa. "Fa' di me ciò che vuoi", queste sono le parole da dire all'impulso irresistibile: "Portami dove vuoi tu...".

Mi sono sempre chiesto quanto la norma sia invisa agli dèi e quanto i disagi vengano a trovarci e visitarci per rompere la normalità in cui vogliamo inserirci.

"Notti magiche con lui" mi diceva Anna "poi però non si decideva a venire a vivere con me e così l'ho lasciato." Quelle notti magiche non si sono mai più ripresentate e via via negli anni si sono depositati nel suo corpo ogni genere di disturbi. Le "notti magiche" erano un regalo divino, i progetti sono caselle mentali che ci allontanano dall'essenza.

Il male di questo secolo? Lo sguardo concentrato sugli "eventi": il mondo esterno ha preso il sopravvento e imposto una dittatura senza precedenti. Ormai cerchiamo l'origine dei nostri malesseri solo fuori di noi, e così non sappiamo più cosa sia la sapienza innata. Nessuno di fronte alla tristezza dice: "Sono stato scelto dagli dèi per farmene carico. Lo vuole il mio *daimon*...". Tutti perdono tempo a cercare le cause esterne: un addio, un lutto, un lavoro insoddisfacente... La sapienza innata esiste da sempre in ciascuno di noi, probabilmente è per lei che siamo vivi e restiamo in vita. È uno stato energetico, capace di secernere uno sguardo che ci cura, vede avanti, vede prima e, per questo, ha le soluzioni. Se lo sguardo si annebbia, come sosteneva William Blake, si perde l'orientamento e prende il sopravvento la visione esteriore, che è il vero nemico, l'antagonista. La vista esteriore cerca la *causa* dei disagi, la sapienza innata le *soluzioni*.

Il compito dello psicoterapeuta è disperdere quella nebbia: la soluzione arriva solo dall'interno, non dai ragionamenti, né dal pensiero, né da uno sforzo cosciente. Semmai è la sapienza innata a farci compiere gli sforzi necessari, a orientarci verso i percorsi che portano alla meta.

Per questo, quando compaiono l'ansia, il panico, la depressione, dobbiamo affidarci ai disagi, arrenderci. Non dobbiamo spiegarli, capirli o razionalizzarli. La sapienza innata ci cura a patto di accogliere i disagi, di non combatterli: percepire i disturbi senza pensieri e giudizi è il perno della cura.

Un giorno Renza, una mia paziente che da anni soffriva di attacchi di panico, è rimasta colpita dal mio suggerimento di evitare accuratamente di pensare al suo disturbo. Ha cominciato a seguire questa regola, evitando di almanaccare sulle proprie difficoltà, a partire da piccoli malesseri fino ad arrivare agli attacchi di panico. Così è cambiato il suo rapporto con il disagio e ha iniziato a star bene. Ecco cosa mi ha detto: "Non ci pensavo assolutamente, e quando sentivo arrivare gli attacchi di panico evitavo di farmi prendere dalla voglia di scacciarli". In casi simili, dobbiamo proprio cercare di fare questo semplice esercizio: allenarci, giorno per giorno, a sentire cosa percepiamo dentro di noi, in modo da essere pronti all'ascolto, soprattutto quando arriva il disagio. Quando il panico sta arrivando, mi metto nella posizione di poterlo accogliere. Non devo combatterlo, tantomeno parlarne, pensarci, ragionarci su, solo accoglierlo e... percepirlo.

DAP, *il disturbo di chi ha perso la spontaneità*

Negli ultimi decenni, è andato sempre più diffondendosi nel mondo occidentale il cosiddetto DAP (Disturbo da attacchi di panico): si parla dell'8 per cento della popolazione nei paesi più sviluppati e del 2 per cento della popolazione mondiale. Si tratta di un disturbo che più e meglio di altri segnala quanto siamo ormai disabituati a rispettare il nostro modo spontaneo di vivere, comportarci, rapportarci agli altri e quanto, pur percependo questa innaturalezza, tendiamo a non far nulla per risolvere la situazione. In realtà, il panico ci offre l'opportunità di superare l'assurdità di questo comportamento.

Tornando al caso di Renza, a mano a mano che la paziente ha smesso di elucubrare sul suo disturbo si è accorta di come il panico fosse un elemento importante della sua esistenza:

> *Un segnale che arrivava per dirmi che nella vita stavo facendo qualcosa che andava contro la mia vera natura. In realtà, il panico era quasi un bene: mi segnalava la presenza di un pericolo.*

Ecco, tutto il lavoro mio e dei colleghi di "Riza" si basa su questo pensiero "forte": che i disagi non giungono perché c'è un'alterazione chimica nel nostro cervello, come sostengono in molti, che poi finiscono per somministrarci psicofarmaci per tutta la vita. Noi invece pensiamo che lo stress, la depressione, l'ansia e gli attacchi di panico esprimano un'energia che abbiamo soppresso, un lato di noi, della nostra anima, che abbiamo reso poco visibile, che non mostriamo più a noi stessi e agli altri. Il punto chiave è condensato in ciò che Renza, un giorno, scrive di se stessa:

> *Ho cominciato a stare bene quando ho smesso di farmi domande, di chiedermi da dove viene il panico, chi l'ha causato, se è per via di un padre o una madre che non mi hanno amata, se è perché il mio femminile non è stato accettato da qualcuno... No, ormai sono entrata nello spirito di non far-*

mi più domande. Quando arrivano l'ansia e il panico non mi interrogo più e mi dico semplicemente: "Sono qui, il panico è più forte di me, devo accoglierlo"... Non credo che per natura siamo predisposti a farci domande. Quando ero piccola non me ne ponevo, vivevo bene e non facevo del male a nessuno, non mi offendevo per quello che gli altri potevano dirmi, non mi ponevo il problema di dover piacere per forza o di dover fare la cosa giusta, non ci pensavo proprio. È che la vita, i genitori, la scuola, gli altri ti insegnano a fartele, certe domande, magari credendo di fare il nostro bene: ma alla fine più ti interroghi e più stai male.

Non farsi domande non significa dar spazio al menefreghismo, bensì entrare nello stato mentale di chi sta guidando una macchina: non mi chiedo perché sto guidando, ma sono semplicemente presente alla guida. È quello che dice Renza:

Fare le cose senza scopi, senza obiettivi, ma agire e basta, completamente concentrati sul momento. È la cosa che dà più gioia, ti godi appieno quello che fai.

Questo è il codice fondamentale del benessere che viene dall'anima.

Il panico è come una ferita che sanguina

Quindi, quando percepiamo la presenza di un malessere, dobbiamo evitare di pensarci, e trattarlo né più né meno come si fa con una ferita: la si tampona, la si disinfetta e poi si attende che si crei il coagulo e si formi la crosta, il che avviene senza bisogno del nostro intervento. Non dobbiamo fare assolutamente nulla. L'organismo si ripara da solo, a patto che non lo disturbiamo: accade infatti che il sangue ritorni a sgorgare da un taglio se, inopportunamente, andiamo a grattare la crosta e questo può succedere più e più volte e la ferita non riesce a rimarginarsi. La stessa identica cosa accade con i disagi emotivi di qualunque genere.

Per le ferite "dell'anima" il meccanismo è uguale: quando non si rimarginano è perché stiamo "grattando via" la crosta, cioè rimuginiamo sulle nostre sofferenze, ne parliamo di continuo, ci lamentiamo: ma in questo modo impediamo alle sostanze "coagulanti" presenti nel nostro psichismo di svolgere la loro funzione risanatrice e di "cicatrizzare" il problema.

Questa regola vale per il panico, ma possiamo estenderla a tutte le patologie mentali e fisiche. Il "perché" delle cose è assolutamente aleatorio, può solo confonderci: smettiamo di porci questa domanda e saremo più vicini alla guarigione.

La depressione: un naturale momento di passaggio

Lui o lei mi ha lasciato? Il mio lavoro non funziona? Mi sento infelice? Come ho appena detto, è fondamentale evitare di chiederci il perché. Per molti anni ha dominato la convinzione che fossero utili le spiegazioni, i ragionamenti, la ricerca delle responsabilità e infine le autocritiche (in realtà, l'autocritica non serve a niente, anzi è controproducente in quanto finisce per "grattar via" quella crosta che l'anima sta creando per contenere e riassorbire il disagio).

Peggio ancora se sono gli altri a spingerci a fare autocritica: "Guarda che qui hai sbagliato, dovresti correggere questo lato del tuo carattere!". Ma lo dicono non perché sia vero, ma perché ci sono delle cose di noi che non collimano con il "loro" carattere, il "loro" modo di essere, il "loro" modo di stare nel mondo. L'autoguarigione detesta l'autocritica, i bilanci, la ricostruzione di ciò che siamo attraverso ciò che siamo stati.

Ma noi insistiamo: pensiamo che più ci dedichiamo all'esame di noi stessi, più indaghiamo il perché dei nostri comportamenti e li spieghiamo, e meglio staremo: ma non è vero.

Chi soffre di depressione sta inconsciamente cercando, attraverso la crisi, un'opportunità per cambiare – vita, amici, lavoro, partner... – oppure mantenere invariato tutto quanto ma modificare approccio, mutare stile, maturare comportamenti diversi. La crisi depressiva è un po' come la muta per un serpente: nella vecchia pelle, ormai stretta, rischia di morire; cambiando pelle crea le condizioni per crescere, e quindi continuare a vivere. E per l'uomo è come per l'animale: arriva un momento in cui sente che è tempo di cambiare. Ma la società, il mondo del lavoro, chi ci sta attorno, fanno resistenza, non sono disposti a dar spazio a quest'esigenza fisiologica, ci vogliono sempre uguali a noi stessi affinché continuiamo a interpretare il nostro ruolo nel gioco della vita senza *défaillance*. Solo gli esseri umani sono capaci di negarsi quest'insopprimibile necessità: in un mondo che, soprattutto oggi, vuol correre sempre più veloce, gli ingranaggi, ovvero noi, debbono rispettare i ruoli senza creare problemi. E se scivoliamo nella depressione, veniamo spinti a tornare rapidamente in piedi, uguali a prima, senza cambi di programma. Questa innaturalezza, tutta occidentale, negli ultimi decenni ha fatto diventare la depressione una patologia diffusissima e gli psicofarmaci sono diventati lo strumento d'elezione per silenziarla il più rapidamente e drasticamente possibile.

Se si osserva bene, ogni volta che un animale si prepara alla metamorfosi transita per una fase assai critica: si isola, rallenta i suoi ritmi, diviene più vulnerabile... in un certo senso, sta preparandosi a "morire" per rinascere, per rigenerarsi, come la crisalide che si chiude nel bozzolo per uscirne farfalla o il girino che si trasforma in rana... Scrive la Woodman:

> La nascita è la morte della vita che abbiamo conosciuto, la morte è la nascita della vita che abbiamo ancora da vivere.[47]

Osserviamo ora i nostri sintomi durante la depressione: rallentamento, apatia, tristezza, chiusura in noi stessi: delineano la stessa situazione. Anche noi, come gli animali, in alcuni momenti della vita avremmo bisogno di cambiare. Oggi però la crescente diffusione della depressione nel mondo testimonia che non riusciamo più a riconoscere il valore e la portata dei momenti trasformativi della vita: per questo li trattiamo come una malattia.

Ma essere se stessi e star bene significa avere la possibilità di trasmutare quando lo sentiamo necessario.

[47] M. Woodman, *Puoi volare, farfalla*, cit., p. 155.

I troppi cliché favoriscono il male oscuro

Soffriamo di depressione anche perché siamo diventati troppo formali, troppo accondiscendenti, perché non facciamo più sfuriate, perché ci siamo lasciati "domare", e ora ce ne stiamo buoni buoni dove ci mettono...

"La spiegazione di ciò che sono è in quello che è stato prima, è nella mia storia": non è assolutamente vero, è un'idea che ci siamo fatti. Io sono adesso, ciò che sono adesso. E porto con me le funzioni cosmiche dell'anima, di cui sono gravido. Anche se non le vedo, in me ho sempre le soluzioni: ma il pensiero ricorrente le disattiva. Per questo devo smettere di interrogarmi, perché se non mi faccio domande allora posso essere presente a me stesso; tutta la mia attenzione allora può essere orientata sulla depressione, sul disagio, invece di affannarsi inutilmente a cercare le cause e i motivi o a valutare se la mia vita vada bene o no, se io sia una brava persona o meno...

In secondo luogo, per vincere la depressione, un altro elemento molto importante è fare le cose senza avere uno scopo. Bisogna essere senza obiettivi, come il cuore che batte o il polmone che respira... Il cuore e il polmone non si chiedono se fanno bene a battere e a respirare e questo è il modo per entrare nelle aree più antiche del cervello, dove siamo veramente autentici, dove ci accorgiamo che non ci sono sentimenti perenni, dove possiamo essere duri, aggressivi e dopo un attimo provare un sentimento contrario come la dolcezza, dove possiamo scoprire che in noi convivono tanti stati d'animo contrastanti. "Le coppie di opposti" afferma Jung "non devono essere concepite come errori, ma come l'origine della vita."[48] Un momento possiamo essere teneri, in un altro freddi e distaccati, in un altro ancora giocosi e ironici...

La depressione si risolve spontaneamente quanto più siamo capaci di stare con noi stessi senza avere scopo alcuno e senza dirci niente.

[48] Carl Gustav Jung, *Aforismi*, Bollati Boringhieri, Torino 2012, p. 101.

L'anima adora che noi diventiamo impersonali, come fossimo stranieri. Oggi ho osservato un disturbo e non è guarito, bene, però l'ho osservato. Questo è un ottimo lavoro sull'anima. Oggi sono stato con me stesso e non mi sono fatto alcuna domanda, non è cambiato niente, la depressione è rimasta com'era, però l'ho osservata. I piccoli miracoli dell'anima avvengono nel tempo, senza che ce ne accorgiamo.

Lo sguardo che osserva il disagio, l'ascolto paziente, producono le sostanze dell'autoguarigione dell'anima. I grandi saggi non cercavano di allontanare i disturbi, si arrendevano e percepivano la loro presenza senza alcun commento e aspettavano...

Per sapere se stiamo bene o no, dobbiamo anche essere colti un po' di sorpresa: "Ma guarda, oggi non mi sento depresso... Ma come! Ieri mi sentivo così giù, l'altro ieri anche e oggi no... che strano!". Ecco, la nostra interiorità ci fa regali di questo tipo, ci regala il benessere senza che ce ne accorgiamo, quanto più noi ci abituiamo a queste regole quotidiane.

Solo essendo se stessi si vince la depressione

Di fatto, il male oscuro arriva se perdi di vista chi sei veramente. E nella vita, non di rado, capita di prendere la strada sbagliata, che non fa per noi. La tristezza e la depressione intervengono per farci ritrovare il nostro cammino, la nostra vera natura...

Lo spiega bene la storia del rabbi Sussia. Quando il grande saggio si trova in punto di morte, il suo allievo prediletto lo vede preoccupato. "Perché sei così turbato?" gli domanda. "Eppure la tua condotta di vita è stata esemplare, perfettamente allineata alle leggi di Mosè. Il tribunale celeste ti assolverà. Cosa potrà mai temere da Dio un sant'uomo come te?"

Il rabbi dà una risposta sorprendente agli occhi delle nostre convinzioni, che sono poi le nostre banalità. "Dio non mi chiederà se sono stato un buon ebreo, se ho seguito fino in fondo le leggi di Mosè." La salvezza non ci viene dall'essere "ortodossi", men che meno dall'esserci comportati bene, o dall'adeguarci ai modelli mentali altrui. "Dio mi chiederà" continua il rabbi "perché non sei stato Sussia? Ti avevo creato per essere fino in fondo, fino all'ultimo respiro semplicemente Sussia..."

Quando viene da me un paziente depresso, io mi domando sempre: che cosa ha perduto di sé? In quale angolo della sua mente è rimasto bloccato? Dov'è finita la sua diversità? La depressione è tanto più forte quanto più perdiamo di vista la nostra natura, il nostro essere diversi. Come se l'anima dicesse: meglio morire, meglio essere inondati dal "male oscuro", piuttosto che "recitare" un personaggio inadatto alle mie caratteristiche.

Giuliana (43 anni) si è sforzata tutta la vita di essere la figlia perfetta del papà, grande industriale del settore caseario. Da ragazza le piaceva "da impazzire" disegnare e tagliare vestiti. "Stavo ore e ore a creare abiti da sera. Vedevo in ogni donna la protagonista di una festa da ballo." Era bravissima! Ma il papà le ripeteva sempre, adesso che ti sei svagata con le figurine, vieni a lavorare sulle cose vere. Così la "sarta" è diventata un'ottima imprenditrice. A 38 anni, ecco la crisi: la lascia il suo partner, entra in depressione, abbandona il lavoro, l'azienda fallisce.

Era morta la "sarta", come la chiamava papà, ma poi la "maschera" dell'imprenditrice che aveva indossato era caduta al primo scossone. Quando l'ha lasciata il compagno, il suo femminile non poteva accettare di essere solo una manager. Quel lavoro, quella vita non era la sua! Ci sono voluti mesi per farle ritrovare il disegno, il taglio, la sarta che "danzava" dentro di lei. Le poche volte che la vedevo sorridere era quando mi portava i disegni dei suoi figurini. Pian piano la "sarta" l'ha portata via dalla depressione e riconsegnata alla vita.

Ecco perché, onde prevenire la depressione, dobbiamo prima di tutto e soprattutto ricordare cosa ci piaceva fare da piccoli, da adolescenti, da ragazzi. Spiega Dostoevskij:

> Esiste un interesse degli interessi ... che è più importante e più interessante di tutti gli altri interessi, e per cui l'uomo è, se necessario, pronto a contraddire a tutte le leggi, ossia

alla ragione, all'onore, alla tranquillità, alla prosperità, insomma a tutte le bellissime e utilissime cose del genere, pur di servire a questo ordinario interesse degli interessi, che ripeto, gli è più caro di tutto.[49]

Basta socchiudere gli occhi e ricordare una scena della nostra infanzia in cui facevamo le cose che ci piacevano. Queste immagini riattivano spontaneamente nel cervello le difese contro la depressione e ci portano a sviluppare naturalmente antichi interessi. Sono loro l'antidoto e ciascuno di noi ha la propria. Magari l'abbiamo dimenticata, rimossa... per questo occorre tornare a immaginarla ancora. Sono proprio loro, queste immagini, i farmaci più potenti.

Quando arriva l'ansia è il momento... di arrendersi!

Il termine "ansia" deriva dal latino *angere*, che significa "stringere, soffocare": potremmo dire che percepiamo l'ansia quando qualcosa ci va stretto o quando fatichiamo a esprimere appieno ciò che proviamo, un po' come se ci trovassimo in procinto di nascere ma fossimo frenati, almeno parzialmente, nel canale del parto, senza riuscire a vedere completamente la luce. Può accadere che ci venga l'ansia parlando con qualcuno, perché fatichiamo a esprimerci come ci piacerebbe; ci può creare ansia un ruolo in cui ci sentiamo sacrificati, ci soffoca un rapporto che non ci valorizza, o un luogo dove le circostanze ci impediscono, o noi stessi non ci consentiamo, di agire con la disinvoltura che vorremmo.

L'ansia quindi è un po' come un segnale d'allarme, e ci avvisa che c'è dell'altro, che non siamo tutti lì, che c'è in noi qualcosa di inespresso che preme per uscire.

Come comportarsi? Sappiamo che l'anima, cioè il nostro essere profondo che custodisce la nostra unicità, detesta la ricerca delle cause. "Ho l'ansia e mi arrendo": queste sono le parole che l'anima adora. L'ansia è una forza che viene

[49] F. Dostoevskij, *Ricordi dal sottosuolo*, cit., p. 42.

da dentro per portarmi come un'onda del mare verso la mia terra promessa. Si naufraga per raggiungere il "nucleo originario" del nostro essere, per arrivare a Itaca, come è successo a Ulisse. L'ansia è vita, tutta la vita che il mio Io, la mia mente, non vuole o non sa vivere.

All'ansia dobbiamo soprattutto cedere: dare spazio ai disturbi è salire verso il centro di se stessi. Il percorso contrario di quello che vogliono farci compiere gli psicofarmaci. Marie-Louise von Franz ha scritto:

> Ogni situazione oscura nella quale ci dibattiamo è un invito a un'iniziazione. Essere iniziato a una cosa significa entrarci. La prima tappa consiste nell'accettare la situazione paurosa.[50]

Una giovane donna mi scrive la seguente mail:

> *Egregio dott. Morelli,*
> *è da circa due anni che soffro di ansia generalizzata e da circa due mesi ho anche una seria difficoltà a deglutire. La situazione sta diventando insostenibile perché soprattutto quando mangio con altri la difficoltà aumenta, così mi alzo e mangio da sola. Ho fatto vari controlli e nulla giustifica questa mia difficoltà. Può esserci un nesso tra questo e l'ansia? In passato ho dovuto fare scelte difficili e forse mai accettate fino in fondo pur di non deludere nessuno e non ho avuto il coraggio di esporre le mie esigenze e i miei punti di vista, tanto da subire spesso le decisioni altrui. Lo so e vorrei poter fare qualcosa.*
>
> *Alice*

Sì, cara Alice, c'è un nesso stretto tra l'ansia e la difficoltà a deglutire. C'è un esercizio che propongo alle persone che vengono agli incontri di gruppo del giovedì: immaginare l'ansia che arriva, lasciarla crescere e accorgersi della parte del corpo che è coinvolta – quasi sempre è il petto. A

50 Marie-Louise von Franz, *Il femminile nella fiaba*, Bollati Boringhieri, Torino 2009, p. 74.

questo punto, a occhi chiusi, invito a far salire l'ansia un po' di più sempre un po' di più, cedendo, fino alla gola, fino a percepire quella sensazione di soffocamento che spesso accompagna gli attacchi. Lo stesso bisogna fare per la difficoltà a deglutire. Non rifiutarla, non allontanarla, ma ascoltarla, accogliere questa incapacità a mandare giù. Inghiottire i cibi appartiene al mondo dell'infanzia: quante volte, da piccoli, per protestare, sputavamo la pappa che la mamma ci infilava in bocca. A volte, questo nostro lato infantile riemerge e prende il sopravvento, e allora ci comportiamo di nuovo come i bimbi che "vomitano" per fare dispetto alla mamma. È così che nell'ansia della difficoltà a deglutire spesso è nascosta la paura di diventare grandi, di diventare autenticamente adulti. Ecco perché dobbiamo imparare ad accogliere i disturbi che ci stanno parlando. Nella seconda parte dell'esercizio, faccio immaginare che l'ansia salga fino alla gola e che ci sia, al nostro fianco, il volto di una donna misteriosa, l'immagine simbolo di una matrice originaria che vuole venire alla luce. Per stare bene, al di là dei disturbi, dobbiamo immaginare di avere sempre al nostro fianco una figura interiore che ci guida, ci protegge e ci fa diventare grandi.

L'ansia ha in sé una forza divina...

Proprio così: bisogna accogliere l'ansia come una dea misteriosa che sta provvedendo a me. Bisogna dirsi: "Non so da dove viene, ma la manda la mia anima". Queste parole aprono la porta all'infinito che ci abita e portano a una nuova conoscenza, a nuovi sentieri, a nuovi obiettivi.

Bisogna accogliere l'ansia e poi abbandonarsi al Senza Tempo. Non ho un futuro, non riconosco il mio passato.

Perché il mondo intero oggi è ansioso?

Viviamo proiettati nel futuro, siamo sempre lì a dirci se andiamo o non andiamo bene. Hillman sosteneva che la nostra epoca è quella del supercontrollo. Ma quanto più ci controlliamo, quanto più ci imponiamo di essere in un certo modo, tanto più veniamo inondati dall'ansia, la sindrome che rompe gli schemi della ragione, che spazza via la nostra voglia di domarci, di dominarci. "Le peggiori cose che possono capitarci" dice Marie-Louise von Franz "ci immergono in un luogo nostro da cui dobbiamo imparare a uscire."[51]

Non si esce dall'ansia lottando, ma lasciandosi portare da lei, fino a perdersi. Mi scrive Raffaella a tale riguardo:

> *Da circa due anni ho un problema che mi assilla: l'ansia. Mi assale mentre sto a contatto con le persone e, in particolare, quando sono a tavola. Un'ansia forte inizia ad assalirmi già la mattina e, in particolare, quando so che devo affrontare una cena con amici o parenti. Durante la cena inizio ad avvertire un senso di inappetenza, sudorazione e tachicardia e a manifestare un forte disagio. Ultimamente sto cercando di evitare cene o pranzi, ma questo mi sta portando a interrompere qualsiasi rapporto sociale. Ha qualche consiglio per me?*
>
> *Raffaella*

Cara Raffaella, il tuo nome deriva da Rafael che significa "medicina di Dio" e si riferisce fondamentalmente alla medicina dello spirito, dei "mondi sottili", come direbbero i cabalisti. Il tuo Rafael, quando ti invia l'ansia, da che cosa vuole liberarti? Tempo fa, avevo in cura una signora che soffriva di attacchi di panico quando andava a cena con i suoi migliori amici, mentre non succedeva nulla quando andava ai pranzi o alle cene di lavoro; e non le accadeva neppure quando c'erano i suoi capi che, a suo dire, erano molto severi, formali, veri e propri giudici dei comportamenti altrui. Il punto chiave non è evitare la convivialità, ma cogliere l'atteggiamento mentale che "porti" quando sei a tavola con colleghi, amici e parenti. La mia paziente, quando usciva con i suoi capi, era "docile, umile, una bambina ubbidiente", mentre quando usciva con gli amici e le veniva l'ansia, si comportava come "una donna con le palle, accen-

[51] *Ibid.*

tratrice, padrona di se stessa, forte e autosufficiente". Evidentemente, tu hai un atteggiamento durante le cene che non corrisponde a quello che vuole il tuo Rafael, ed ecco perché ti arrivano ansia e tachicardia: non vuoi scappare dalle cene e dagli altri, ma dal tuo stesso atteggiamento.

Insomma l'anima vuole che ci perdiamo, che non ragioniamo, che non spieghiamo, che la smettiamo di voler capire. Bisogna affidarsi a lei, a questa dea misteriosa: ci riporterà a casa. Tutti i sintomi che ci arrivano addosso sono il distendersi della molla... Abbiamo troppo compresso l'anima? E lei ci rimbalza addosso l'ansia, il panico, la depressione. È doloroso, ma è un dono, che spazza via le illusioni, lo strapotere dei pensieri, l'onnipotenza del controllo. I disagi psichici sono la potatura dei rami inutili, il ritorno del Senza Tempo, la perdita dei confini.

È il mare che riprende a scorrere dentro di noi, l'oceano che non è più confinato nel lago artificiale dei pensieri.

Conclusioni

La vera cura è dentro di te

"Mi sono ammalata di colite ulcerosa perché da tanto tempo ero insoddisfatta del mio matrimonio e della mia vita." Sono le parole di Anna (45 anni). Sono parole tipiche di questa nostra epoca, in cui le cause dei nostri disagi, fisici e psichici, vengono cercate sempre all'esterno: un matrimonio che non funziona, un abbandono, un lavoro insoddisfacente, un capufficio invadente... in questo crediamo di poter trovare l'origine del nostro disagio, ed evitiamo di volgere lo sguardo dentro noi stessi.

Ma i processi della salute psicofisica si svolgono solo nell'interiorità. Rivolgersi all'autoguarigione e indagare i meccanismi che la determinano significa ritenere che c'è qualcosa dentro di me che può curarmi, provvedere al mio benessere, guarirmi. Vuol dire fidarsi della propria essenza, del proprio nucleo, del Sé.

Anna si è ammalata non perché era scontenta del suo matrimonio, ma semplicemente perché ha perso di vista la sua natura, il suo cammino, il suo sentiero. Se si vuole trovare una figura per l'autoguarigione, l'immagine che più le assomiglia è quella della sorgente.

Quando pensiamo al nucleo, al centro del nostro essere, all'essenza che ci abita e che abitiamo, l'immagine della sorgente ricorre prepotente. La vita "sorge" incessantemente dentro di noi, come il giorno si trasforma in notte. La sorgente produce acqua sempre nuova, e ci rivela che esiste un centro inesauribile e invisibile: noi però vediamo solo l'acqua che arriva, che scorre davanti a noi, e non "l'origine" segreta e inesauribile da cui sgorga, che continua a produrre incessantemente il nuovo che siamo. Infatti noi cambiamo ogni istante, incessantemente.

Non c'è niente che rappresenti così bene l'eterno come la sorgente. Nasce da un luogo terrestre, invisibile, come l'antro, la grotta, ed è inesauribile e in movimento: è il simbolo stesso dello scorrere dell'Eternità. L'immagine della sorgente dà come nessun'altra l'idea di qualcosa che nasce e si diffonde: non possiamo vederla, non possiamo sapere da dove parte, ma possiamo immaginare che c'è una forza che ci crea...

I pazienti e le persone vengono da noi per risolvere i problemi, per mandare via dei disturbi, laddove invece nessuno presta attenzione alla sorgente. Per esempio: mentre soffriamo perché è morta una persona a cui volevamo bene, c'è comunque una forza che ci tiene in vita, che ci "fa vivere"! La nostra attenzione è spostata sempre sull'oggetto, sulle cause della nostra infelicità, piuttosto che su ciò che ci crea. Quindi è molto importante attivare l'immagine della sorgente perché noi, al di là di quello che ci è accaduto, sorgiamo come il sole ogni giorno.

Ogni giorno, quando siamo in balìa di eventi che ci opprimono e ci invadono, dobbiamo chiudere gli occhi e immaginare la sorgente... Dentro di noi c'è l'eterna giovinezza, perché le immagini non vengono alterate dal tempo. E la sorgente ci ricorda che rinasciamo ogni istante.

Immagina una sorgente vicino a te, dentro di te. Ogni volta che arriva un disagio, una ferita dell'anima, un disturbo, immagina di riposare accanto a una sorgente, fonte perenne di rigenerazione...

Non stai male perché è successo qualcosa, questo è solo il lato superficiale, apparente: stai male perché hai perso di vista la sorgente, che sta creando il tuo destino. L'autoguarigione dipende, prima di tutto e soprattutto, dal centro del nostro essere.

Qualsiasi patologia di cui soffriamo richiede sì cure mediche, interventi esterni, ma ha bisogno della sorgente. Su di lei riposa l'autoguarigione, perché la sorgente è il principio universale racchiuso in ogni essere vivente.

Dalla fecondazione in poi questo principio misterioso, il Sé, ci ha plasmati con cura e ora, in silenzio, ci conduce.

Arnoldo Mondadori Editore S.p.A.

Questo volume è stato stampato
presso Mondadori Printing S.p.A.
Stabilimento Nuova Stampa Mondadori - Cles (TN)

Stampato in Italia - Printed in Italy